图解穴位艾灸

柴铁劬　张玉霞　主编

中国纺织出版社有限公司

图书在版编目（CIP）数据

图解穴位艾灸 / 柴铁劬，张玉霞主编 . -- 北京：中国纺织出版社有限公司，2024. 10. -- ISBN 978-7-5180-1037-0

Ⅰ . R245.81-64

中国国家版本馆 CIP 数据核字第 20249PA650 号

责任编辑：舒文慧　　　特约编辑：张小敏
责任校对：王蕙莹　　　责任印制：王艳丽

中国纺织出版社有限公司出版发行
地址：北京市朝阳区百子湾东里 A407 号楼　邮政编码：100124
销售电话：010—67004422　传真：010—87155801
http://www.c-textilep.com
中国纺织出版社天猫旗舰店
官方微博 http://weibo.com/2119887771
天津千鹤文化传播有限公司印刷　各地新华书店经销
2024 年 10 月第 1 版第 1 次印刷
开本：710×1000　1/16　印张：13.5
字数：185 千字　定价：68.00 元

目录

第一章

艾灸
基本知识

什么是灸法

灸法是用艾叶或其他具有治疗作用的药物、可燃物在人体特定部位上温熨、烧灼，借助火的温热之力，通过经络传导，作用于人体，发挥温通气血、扶正祛邪的作用，从而治病防病的一种疗法。

灸法的发展简史

灸法起源于人类对火的使用。远古时期，人类在用火取暖或意外被火烧灼时，缓解或治愈了某些病痛，从而发现火焰的热力作用于人体某些特定部位时有治疗疾病的作用。当人类有意识地将这些治疗经验积累起来，并主动用烘烤或灼烧的方式治疗病痛时，灸法治疗便逐渐形成体系。

1973年在长沙市马王堆三号汉墓出土的帛书《足臂十一脉灸经》与《阴阳十一脉灸经》，记载了经脉循行的部位、经脉主治的疾病、灸法适宜的疾病，同时出土的《五十二病方》也记载了灸法和其他治疗方法，由此可见，灸法在《黄帝内经》出现以前便形成了较为完备的系统理论。

春秋战国时期，灸法得到统治阶层的重视，如《孟子·离娄》有云："今之欲王者，犹七年之病，求三年之艾也。"《左传》中记载医缓给晋景公诊病后说："疾不可为也，病在膏之上，肓之下。攻之不可，达之不及，药不治焉。""攻之不可"的"攻"即指灸法。《黄帝内经》作为我国战国以前医学的一次大总结，其中详细叙述了灸法的起源、种类、适应证等内容。

汉代至晋代，《伤寒论》《曹氏灸方》《针灸甲乙经》《肘后备急方》等著作的出现极大地推动了针灸学的发展。《伤寒论》十分重视灸法，对少阴病等众多疾病均用灸法。《曹氏灸方》是我国最早的灸法专著，为三国曹操之子曹翕所著，书中记载了诸多穴位及施灸的禁忌。《针灸甲乙经》详尽论述了脏腑经络腧穴、脉诊理论、针灸禁忌、病机证候等。葛洪的《肘后备急方》把灸法运用到对猝死、霍乱吐利等疾病的急救之中。

南北朝时期，灸法在民间盛行，《南史·齐本纪第四》记载"贵贱争取之，多得其验"。由此可知，当时人们对于灸法的重视程度。

唐朝有"灸师"这一专业职称出现，著名医家孙思邈的《备急千金要方》《千金翼方》大力提倡针、灸、药并用。王焘在《外台秘要》中指出："虽曰针、汤、散，皆所不及，灸为其最要。"崔知悌的《骨蒸病灸方》是介绍灸法治疗痨病的专著，《新集备急灸经》则是灸法治疗急症的专论。

宋代有"天灸""自灸"的记载，即利用具有刺激性的药物，如蒜泥、白芥子、斑蝥等敷贴于穴位或患部，使皮肤发泡以治疗疾病的方法，是一种非火灸的灸法。

明清时期杨继洲的《针灸大成》、徐凤的《针灸大全》、高武的《针灸聚英》、张介宾的《类经图翼》、汪机的《针灸问对》等都为针灸学的发展做出了贡献。清代吴亦鼎的《神灸经纶》是我国医学史上又一部全面系统的灸法学专著，主张"灸重审穴"。清朝末年，帝国主义的入侵使我国陷入了巨大的灾难，但灸法治疗以其简便、灵验、价廉的特点仍流行于民间，发挥着无可替代的作用。

1949年以后，国家大力发展中医，针灸在教育与临床上得到长足发展，出现了许多新的现代针灸方法，如无烟艾条以及各种新式的灸具和温灸治疗仪的发明及应用等。

灸法的治疗机制

灸法基于人体经络与脏腑之间相互联系、相互作用的体系，通过经络将热力与药力输送到人体的各个脏腑及其他组织器官而发挥疗效。

灸法以应用艾叶为主，艾叶性味苦、辛、温，入脾、肝、肾经。艾叶气味芳香、易燃，具有温经通络、回阳救逆、行气活血、散寒除湿、消肿散结等功效。《本草纲目》中说："温中，逐冷，除湿。"《名医别录》："味苦，微温，无毒，主灸百病。"《孟子·离娄篇》有云"七年之病，求三年之艾"，意指久病体虚之人，必用陈年的艾长期灸治才可治愈。

现代研究表明艾叶的主要药效成分为挥发油，又名艾叶油，油中含有桉叶素、β-石竹烯、松油醇等。艾叶油有明显的抗菌作用，对于金黄色葡萄球菌、奈瑟菌、肺炎球菌及多种革兰阴性菌有抑制作用。

灸法的功能及特点

（一）功能

灸法治疗主要有以下 7 种功能。

1. 调和阴阳

人体阴阳的偏盛偏衰是疾病发生发展的根本原因。灸法有泻其有余、补其不足的作用，以达到调和阴阳的目的。在治疗疾病或保健强身方面均有良好的效果。

2. 温经通脉，驱寒除湿

灸料大多性味辛温，如艾叶，点燃后，热力载药性透穿肌肤，直达深层，温气行血、驱寒除湿。因此，灸法具有很好的温经通络、调理气血、宣痹止痛的功效。用于治疗风、寒、湿所致的各种痹证、痛证。

3. 行气活血，消瘀散结

滞气见温则散，寒凝、血瘀见温则化。灸法的温热辛窜可使气血协调，营卫和畅，血脉和利而有行气活血、消瘀散结之功。用于治疗各种因跌打或经络阻滞造成的气滞血瘀证。

4. 回阳固脱，复脉救急

艾灸自古以来可用于急救，为历代医家所推崇。《伤寒论》云："下利手足厥逆，无脉者，灸之。"临床上治疗各种原因导致的虚脱、休克的危急证候，能够起到回阳救逆的功效。

5. 升阳化气，补中

灸法可以推动人体内的气血运行，有利于脾肾等脏腑功能的恢复，从而促使气、血、津、精的再生。在治疗脾胃虚弱型消化功能不良、虚劳、血虚、阳痿、早泄、子宫脱垂等虚损陷下性疾病方面，疗效较好。

6. 降逆下气

施灸不仅可使身体陷下的中气提升，也可平降人体上冲之气，如胃气上逆造成的打嗝儿，肝阳上亢所致的高血压、头痛等均可用灸法治疗。

7. 预防疾病，强身益寿

我们的祖先非常重视防病于未然，尤以艾灸防病为重，《备急千金要方》说："凡入吴蜀之地游宦，体上常须三两处灸之，勿令疮暂瘥，则瘴疠瘟疟毒气不能着人也。"无病时自灸，不仅可以预防疾病，更可使精力充沛，抗衰老。

（二）特点

灸法以艾灸为主，是因艾叶具有其他材料无可比拟的优点。

（1）可根据患者的具体情况制作出大小形态不同的施灸材料，并可以根据病情加入其他中药以提高疗效，操作方便。

（2）易于燃烧，热力与辛温的性味使其能穿透皮肤，直达深部。

（3）疗效卓著，对于各种急慢性病证及日常保健均有较好效果，适用范围广。

（4）艾叶全国各地均有出产，价格低廉。

灸法的操作

（一）选择体位

患者体位的选择合适与否，直接关系到取穴的准确度和灸法的疗效。舒服的体位是保证施灸顺利进行的前提条件。此外选择体位时应注意以下几点。

1. 选择要点

（1）以施灸者能方便取穴、操作，患者舒适，可以长时间保持为原则。

（2）在可能的情况下，尽量采取一种能将施灸部位暴露于外的体位。

（3）施灸时一般采取卧位，尤其病情较重、体质虚弱、精神紧张的首次施灸患者。

（4）当气温较低时，应减少皮肤的暴露面积，避免风寒侵袭。

2. 常用体位

（1）仰卧位——适用于头部、胸腹部及四肢正面的穴位，如中脘、神阙、内关等。

（2）俯卧位——适用于颈项部、胸背部、腰部及四肢背面的穴位，如大椎、肾俞、次髎、委中等。

（3）侧卧位——适用于头部、胸腹部及四肢侧面的穴位，如听宫、带脉、曲池等。

（4）仰靠坐位——适用于头面和上胸部的穴位，如印堂、缺盆等。

（5）俯伏坐位——适用于颈项部、上胸背部、肩部、上肢部的穴位，如风府、大杼、肩髃、外关等。

除上述体位外，还有侧伏坐位、

屈肘拱手位、屈肘仰掌位等，施灸者可按患者意愿与操作需要灵活地调整，不必拘泥于一种体位。

（二）取穴

灸法疗效如何取决于取穴的准确与否，只有保证取穴准确才可以使药效发挥到病处。必须在患者确定体位后，再进行取穴，为防止出现偏差，须嘱患者取穴后保持体位，可用指甲掐或有色笔在穴位处做标记。此外，在取穴时要保证所灸部位平直及体位的舒适，以防艾灸时艾炷底部不平，燃烧时火力不能集中，热力难以透达深层；同时也可防止艾炷滚落，烫伤皮肤或损坏衣物。

（三）施灸

施灸操作主要包括以下5个要点。

1. 固定

使用艾炷灸时，取穴后可用甘油、凡士林、烫伤膏等黏性物质涂抹穴位以固定艾炷，防止掉落。艾条灸需要手持艾条，或者采用温灸架、温灸盒等器具固定艾条。

2. 燃烧

艾炷点火应用暗火，如用线香点燃；艾条用明火点燃，如打火机、酒精灯、蜡烛等。

3. 施灸的顺序

先灸上部穴，后灸下部穴，艾灸的火力由弱逐渐增强，以便患者易于接受，需要灸多壮者，必须由少逐渐增加，或者分几次施灸。需用大壮者，先用小壮开始灸，然后逐渐更换至体积较大的艾炷。

4. 施灸的量

根据临床经验，使用艾炷灸时，应遵循以下原则：凡少壮男子、新病体质好者宜大炷多壮；妇孺、老人、久病体质弱者宜小炷少壮；头面躯干皮薄肉少处，灸炷不宜大而多，腰腹四肢肌肉丰厚处，则可大炷多壮；对病情稳定，欲疏通经络，调理气血者，数壮即可；但对病情严重，虚衰体弱，或阴寒内盛，需振奋阳气者，须用大炷多壮；患者昏迷，脉微欲绝，救急之时，大炷施灸，不计壮数，直至脉搏回复。

5. 施灸的补泻

采用艾灸补法时，不可吹艾火，使温和的火力缓缓地透入体内，且须待艾火自灭，然后按压穴位，以达到温阳补虚的作用；使用艾灸泻法时，需快速吹旺艾火，使艾炷燃烧迅速，艾火旺可以开穴散邪外出。

常用灸法及其特点

灸法的种类很多，主要分为艾灸与非艾灸。

（一）艾灸

1.艾炷灸

将质地纯净的艾绒放在平板之上，用拇指、食指、中指边捏边旋转，把艾绒捏紧成规格大小不同的圆锥形艾炷。可分为大、中、小3种规格，大号艾炷底直径1.2厘米，高1.5厘米（如半截橄榄大）；中号艾炷底直径0.8厘米，高1厘米（如枣核大）；小号艾炷底直径0.5厘米，高0.8厘米（如麦粒大）。每燃烧1个艾炷称为1壮，艾炷灸主要分为直接灸和间接灸两类。

（1）直接灸：将艾炷直接放在施灸部位的皮肤上，为防止其倾倒，可以事先在施灸皮肤上轻抹上一点凡士林、烫伤膏、蒜汁或粥汤等黏附剂，此法用于所有直接灸。直接灸分为无瘢痕灸和瘢痕灸两种。

1）无瘢痕灸：又称非化脓灸，用中、小艾炷施灸，将艾炷放置于皮肤上之后，在艾炷的上部尖端点燃，当患者开始感觉灼烫时，立即用镊子将艾炷移走，换下一炷。一般灸3～7壮，以局部皮肤充血、红晕为度。施灸后少部分可见水疱，但不形成灸疮。若出现水疱，水疱较小者可不必处理待其自行吸收，较大者可用消毒针具将其刺破引流液体，再涂上甲紫溶液或烫伤膏即可。其特点是对皮肤损伤小，疗效较好，适用于慢性虚寒性疾病，如阳痿、哮喘、眩晕、慢性腹泻、风寒湿痹和皮肤疣等。

2）瘢痕灸：又称化脓灸，大、中、小艾炷皆可使用，固定艾炷后，从上部尖端点燃，当烧近皮肤时有强烈的灼痛感，施灸者可用手在穴位周围拍打以减轻疼痛。待艾炷燃尽后，除去灰烬，若要换下一炷，须先再涂1次黏附剂，1个艾炷为1壮，可根据病情选择壮数。施灸完毕后施灸部位往往被烧破，呈焦黑色，可用一般消毒药膏贴于创面，大约1周可化脓。化脓时每天换药膏1次，灸疮45天左右愈合，留有瘢痕。适用于治疗慢性胃肠病、瘰疬、哮喘，预防中风等，此法效果佳，但因遗留瘢痕，灸前告知患者，取得同意方可操作。

（2）间接隔物灸：将一层药片（单方、复方均可）放置于艾炷与皮肤之间，施灸时可以同时发挥艾灸与药物的功效。以下介绍 4 种临床上常用的隔物灸。

1）隔姜灸：把生姜切成直径 3 厘米左右、厚 0.2～0.3 厘米的薄片，在中间用针穿刺 10 个以上的小孔，上面放置中或大的艾炷，然后将姜片放置在施灸的皮肤上，点燃施灸，当艾炷燃尽后，换新艾炷再灸，若姜片烧焦也可更换。一般灸 5～10 壮，以皮肤红晕而不起疱为度。在施灸过程中若患者感觉灼热难忍时，可将姜片向上稍提起，或缓慢地移动姜片。隔姜灸的应用广泛，适用于一切虚寒病证，对咳嗽、呕吐、腹痛、泄泻、遗精、阳痿、早泄、不孕不育、风寒湿痹、痿证和痛经等疾病均有较好疗效。

2）隔蒜灸：用新鲜的大蒜头（独头紫皮蒜最好）切取厚 0.3～0.5 厘米的薄片，或将蒜捣成泥制成蒜饼，用针在中间扎出几个小孔，上面放置中或大的艾炷，然后将蒜饼放置在施灸的皮肤上，点燃施灸，当艾炷燃尽后，换新艾炷再灸，每灸 4～5 壮换一次蒜片。一般灸 5～7 壮。因大蒜对皮肤有刺激性，灸后容易起疱，若要避免起疱，可将蒜片向上稍提起，或缓慢移动蒜片。此法多用于治疗急性乳腺炎、瘰疬、牛皮癣、神经性皮炎、关节炎、腹中积块及溃破的疮疡等。

3）隔盐灸：此法用于脐部（神阙穴）。患者取仰卧位，将纯净的食盐填于脐部（气温较低时，可将食盐稍微炒温），使之填平脐窝，上置大艾炷，点燃后待患者感到灼热时更换艾炷，一般灸 3～9 壮。此法有回阳救逆、复脉固脱之功，危急之时应连续施灸，不计壮数，直至患者神志及体温恢复。临床上用于治疗虚脱昏迷、泄泻、腹痛、癃闭、尿潴留、低血压、中暑等。

4）隔葱灸：取适量的葱白捣烂如泥，平敷在肚脐周围，厚 0.2～0.3 厘米，葱泥上放置数个大艾炷同时点燃施灸，以脐内感温热舒适不觉灼痛为度。葱白性味辛温，有发汗解表、散寒通阳的功效。隔葱灸主要用于治疗虚脱、肠胀气、阴寒腹痛等。

隔物灸除采用以上 4 种材料外，还可辨证选用豆豉、胡椒、韭菜、面粉、硫磺、黄土等材料，或用中药打粉加入其中制成药饼，作为隔物灸的药片。

2. 艾条灸

艾条灸是用纸包裹艾绒卷成圆筒

形的艾卷，一端点燃，在穴位或患处施灸的疗法。其操作简便，适应证广泛。主要有两种艾条，一种是纯艾绒制成的清艾条，另一种是在艾绒中掺入药粉的药艾条，两种艾条的操作方法一致。艾条灸法的操作方法主要有以下4种。

看视频，学习
艾条灸操作方法

（1）温和灸：将艾条一端点燃，靠近施灸穴位的皮肤2～3厘米，以患者感到温热舒适为宜，施灸时固定不移直至皮肤出现红晕即可，灸10～15分钟，期间应及时抖去艾灰。为保持固定，减轻施灸者的疲劳，施灸者可将拇指、食指、中指持艾条，小指与手掌相连的外侧放于施灸穴位附近的皮肤上，作为支撑，每次灸3～5穴。温和灸为补法。

（2）回旋灸：又称"熨热灸"，将艾条一端点燃，与施灸穴位的皮肤距离约2厘米，平行来回进行回旋施灸（动作如熨烫衣服），灸10～15分钟，期间应及时抖去艾灰。回旋灸为泻法。

（3）雀啄灸：点燃艾条一端，对准施灸的部位，如小鸟啄食一样，以一起一落忽远忽近的方式进行施灸，每次落下艾条时与皮肤之间的距离为1～2厘米，以阵阵瞬间的灼热感为好，灸5～15分钟，期间应及时抖去艾灰，皮肤红晕为度，每次灸3～5穴。雀啄灸为泻法。

（4）实按灸：多采用药艾条，在施灸部位上覆盖上5～7层棉纸或棉布，点燃艾条，待其烧旺后将点燃的一端紧按在穴位上，稍留1～2秒，每穴按5～10下，至皮肤红晕为度。若艾火熄灭，可再重新点燃。实按灸为补法。

3. 温灸器灸

温灸器灸是利用灸具施灸的一种方法。温灸器种类繁多，多为金属或木竹制品。宜在面积较大部位施灸，用于风寒湿痹，虚寒腹痛、腹胀、泄泻及其他虚弱病证。对于惧怕针灸的小儿尤为适宜。常用的温灸器灸主要有两种。

（1）温灸架灸：温灸架的类型多样，只要可以固定并调节艾条与皮肤的距离与角度的器具均可使用。将艾条点燃后固定在灸架上，施灸方法与艾条温和灸一致，调整合适的角度与距离后便可取代人手进行温和灸。

（2）温筒器灸：其形状大致如长勺，由一个带孔洞筒状容器（形状如有筛孔的罐头，其顶部有活动翻盖）和与其相连的长手柄组成。施灸前先将艾绒放入筒内，点燃艾绒后盖好，施灸时操作者手握长柄可按温和灸或雀啄灸的方法操作。

（二）非艾灸

非艾灸是采用其他非艾叶的材料或药物，在皮肤特定部位施灸的一类治疗方法。常用的非艾灸法如下：

1. 灯火灸

又称灯草灸，是一种民间的传统治疗方法。首先点穴，即用有色笔在施灸部位上标记，然后选取一根长约3～4厘米的灯心草，将一端浸入植物油中（花生油、麻油均可）约1厘米长，取出后用棉纸吸去多余油脂，施灸者用拇指与食指捏住灯心草上1/3处，点燃浸油的一端，待火焰略变大时迅速垂直触点于穴位上，此时发出"叭"的一声。触点1次为1壮，每穴灸1壮即可，不必强求声响。灸后可出现水疱，小水疱可不必处理，待自行吸收；大水疱可用消毒针头刺破放出液体，外涂甲紫溶液，再用消毒纱布覆盖固定即可。灯草灸用于治疗腮腺炎、小儿惊风、癫痫、哮喘、腹泻效果较好。

2. 线香灸

线香即祭祀时所用的线香，应选取质量好且较细的线香。操作分为两种：一种与雀啄灸相同，点燃线香后，采用雀啄灸的形式施灸，将香头逐渐靠近患处，待患者感到灼痛时提起线香，在穴位处只灸2～3次即止；另一种用香头靠近患处，以局部红晕感觉灼痛为度，灸后若出现水疱，处理如灯火灸。线香灸用于皮肤病，如疣、鸡眼、毛囊炎早期可获得满意的效果，也可用于哮喘、手术后癃闭等。

3. 桑枝灸

先在施灸部位覆盖上3～5层棉纸，然后用长约21厘米，手指大的新桑木（或桑枝），点燃后吹熄火焰，用火头按灸患处，火燃尽后再换，每次灸用5～6根桑枝，施灸穴位以阿是穴为主。桑枝灸可以治疗疮疡肿毒、瘰疬、流注、臁疮、顽疮以及风湿痹痛等，对于疮疡未溃的，可以拔毒止痛，对于已溃的，可以补接阳气，祛腐生肌。

4. 蒜泥灸

蒜泥灸属于敷灸（非火热灸）的一种，无须火焰。首先将所要敷贴的穴位或患处用 75% 乙醇消毒，将新鲜大蒜捣成糊状，涂在穴位或患处上，面积直径 1～2 厘米，每次不超过 10 分钟，局部感到灼热即可去掉

蒜泥。若时间过久皮肤出现水疱，处理方法可参见灯火灸。蒜泥敷贴灸用于治疗痢疾、流鼻血、崩漏、高血压、咽喉肿痛等症效果较好。

艾灸注意事项

（1）施灸者在操作过程中，要集中注意力，防止意外发生。

（2）艾炷、艾条燃烧时应注意实施防护措施，以免艾灰掉落在皮肤或衣物上，造成烫伤、烧毁衣物或引起火灾。施灸完毕后，应熄灭艾火。

（3）孕妇必须在医生的指导下施灸。

（4）由于施灸火力过猛造成的水疱，体积小者可不必处理，待自行吸收；大水疱可用消毒针头刺破，放出液体，外涂甲紫溶液，再用消毒纱布覆盖固定即可，但应保持皮肤的清洁，避免触水，防止感染。

（5）若要实施瘢痕灸，应事先咨询针灸医师。施灸以食后 1 小时为宜，颜面、心脏区、大血管、肌腱处不宜用瘢痕灸。

（6）瘢痕灸后须保持皮肤的清洁，避免触水，防止灸疮感染，若出现剧烈疼痛或发热，应及时到医院检查，以确定是否为灸疮感染引起。

（7）患者体位固定后尽量避免再移动，否则体位的变化，可使穴位因骨骼、肌肉的变动而改变，造成定位不准，影响疗效。若发生了体位的变化，应重新取穴。

施灸禁忌

（1）禁灸部位：位于重要器官及大血管分布的区域，如颈部大动脉、心脏的区域禁灸，孕妇的腹部与腰部禁灸。

（2）禁灸病证：对于外感温病、阴虚内热、实热证，若施灸者对灸法操作不熟悉，此类病证严禁施灸，以免加重病情。

（3）灸法治疗不适宜过劳、过饱、过饥、酒醉、大渴、大惊、大恐、大怒的患者。

第二章

艾灸治疗
内科疾病

感 冒

　　感冒是一种外感风邪或时行病毒所引起的发热性疾病，现代医学称为呼吸道感染性疾病。临床表现为发热、恶寒、头痛、鼻塞、流涕、喷嚏、咳嗽、咽喉肿痛、脉浮。感冒一年四季皆可发病，以冬春寒冷季节为多，是临床常见的多发病。由于外感病邪不同，感冒有风寒、风热和暑湿之分。

风寒感冒

症状

　　恶寒重，发热轻，头痛无汗，流清涕，痰稀白，口不渴，舌淡红，苔薄白，脉浮紧。

治法

　　【选穴】百会、大椎、风门、肺俞。
　　【定位】

　　百会：在头顶部，正中线上，两耳尖连线中点，或前发际线正中直上5寸。

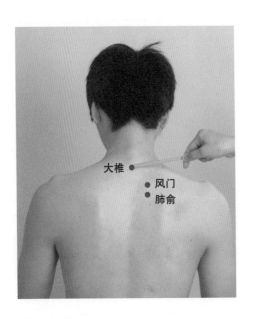

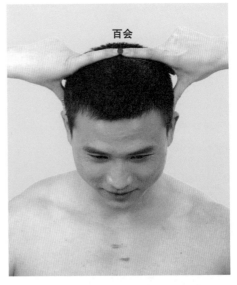

大椎： 在背部，后正中线上，第7颈椎棘突下凹陷中。

风门： 在背部，第2胸椎棘突下，两侧旁开1.5寸。

肺俞： 在背部，第3胸椎棘突下，两侧旁开1.5寸。

────── 操作方法 ──────

艾条温和灸，每穴15～20分钟，灸至局部皮肤温热泛红、恶寒症状缓解即可，每日1～2次，病愈即止。

风热感冒

症状

恶寒轻，发热重，头痛有汗，流浊涕，痰黄稠，口渴，舌红，苔薄黄，脉浮数。

治法

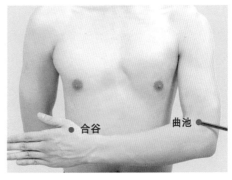

【选穴】大椎、曲池、尺泽、合谷。

【定位】

大椎： 在后正中线上，第7颈椎棘突下凹陷中。

曲池： 屈肘，在肘横纹外侧端凹陷中。

尺泽： 在肘横纹中，肱二头肌腱桡侧缘。

合谷： 在手背，第1、第2掌骨间，第2掌骨桡侧的中点处。

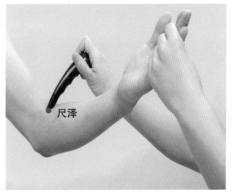

────── 操作方法 ──────

艾条雀啄灸，每穴10～15分钟，每日1～2次，症状消失后再施灸1～2次即可停止。

暑湿感冒

症状

多见于夏季,感受当令暑邪,暑多夹湿,暑湿并重,症见发热,汗出热不解,鼻塞流浊涕,头昏、头痛、头胀,身重倦怠,心烦口渴,胸闷欲呕,尿短赤,舌红,苔黄腻,脉濡数。

治法

【选穴】肺俞、阴陵泉、足三里。

【定位】

肺俞: 在背部,第 3 胸椎棘突下,两侧旁开 1.5 寸。

阴陵泉: 在小腿内侧,胫骨内侧髁后下方。

足三里: 在小腿外侧,犊鼻下 3 寸,距胫骨前缘外侧 1 横指。

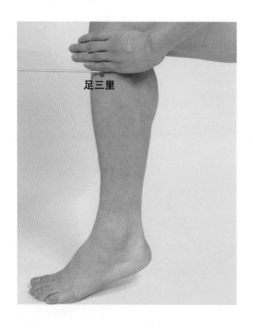

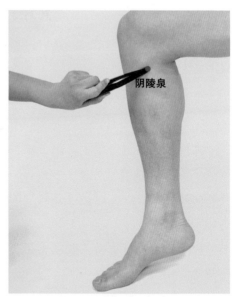

———— 操作方法 ————

艾条温和灸,每穴15分钟,以局部温热红晕为度,每日1次,灸至身热解除,头昏、头痛、胸闷等症状消失后加灸 1 ~ 2 次即可。

对症治疗

感冒常伴有腹胀便溏、头痛鼻塞、头项痛、咳嗽喉痛等症状，临床可以根据伴随症状加用以下方法。

（1）腹胀便溏加天枢，艾条温和灸，每穴 15 分钟，每日 1 次，大便正常后再加灸 1～2 次。

（2）头痛鼻塞加太阳、印堂，艾条温和灸，每穴 15 分钟，每日 1 次，症状消失即止。

（3）头项痛加风池，艾条温和灸，每穴 15 分钟，每日 1 次，疼痛症状消失即止。

（4）咳嗽喉痛加少商，艾条温和灸，每穴 15 分钟，每日 1 次，症状消失即止。

【定位】

天枢：平脐中，两侧距前正中线 2 寸。

印堂：两眉头连线的中点处。

太阳：在眉梢与目外眦之间向后约 1 寸的凹陷中。

风池：在项部，枕骨下缘，胸锁乳突肌与斜方肌之间的凹陷处。

少商：在拇指末节桡侧，距指甲角 0.1 寸。

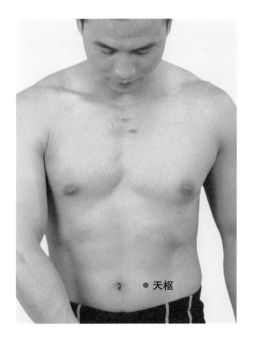

● 天枢

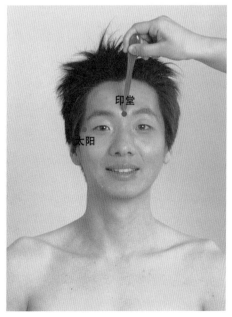

印堂

太阳

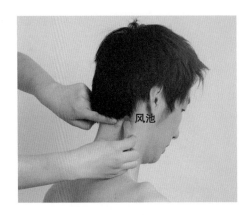

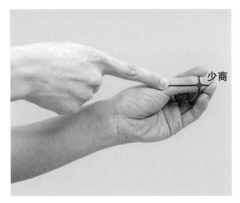

注意事项

（1）施灸期间要注意避风保暖，防止受凉。

（2）经常参加体育锻炼，增强体质，可减少本病的发生。

（3）经常灸足三里穴，可增强身体的抵抗力；每周1～2次，连续4周，流感高发季节连灸1周，对于易患感冒者有预防效果。

病例

梁某，男，38岁。头痛，发热，咳嗽，鼻塞，腰痛4天。查体：体温38.5℃，咽部充血，心肺无异常，肝脾未扪及，腹软，苔薄黄，脉滑数。诊断为时行感冒（流行性感冒），治当疏风解表。针灸并施，取风门、风池、肺俞、合谷、足三里。每日1次，2次而愈。

咳 嗽

咳嗽是外感或内伤引起的肺系常见病证。"咳"是指肺气上逆，有声无痰；"嗽"指咳吐痰而无咳声。一般多痰声相兼，故称"咳嗽"。咳嗽可见于现代医学的上呼吸道感染，急、慢性支气管炎，支气管扩张等疾病。临床主要表现为咳嗽，咳痰。四季皆可发病，根据发病原因可分为风寒咳嗽、风热咳嗽、风燥咳嗽。

风寒咳嗽

症状

咳嗽声音较重，咽痒，咳痰较稀薄，色白，多兼有鼻塞，流清涕，头痛，肢体酸痛，怕冷，或见发热，无汗，舌淡红，苔薄白，脉浮或浮紧。

治法

【选穴】列缺、太渊、肺俞、大椎、风门、合谷。

【定位】

列缺：左右手虎口张开，垂直交叉，在上方的食指尖所触及的突起的骨端处。

太渊：在腕掌横纹桡侧，桡动脉搏动处。

大椎：在后正中线上，第7颈椎棘突下凹陷中。

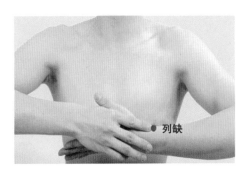

列缺

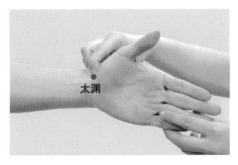

太渊

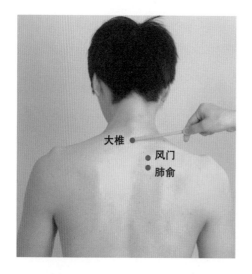

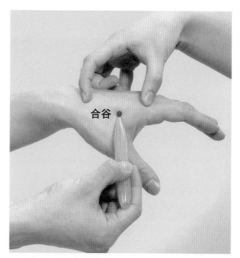

风门：在背部，第 2 胸椎棘突下，两侧旁开 1.5 寸。

肺俞：在背部，第 3 胸椎棘突下，两侧旁开 1.5 寸。

合谷：在手背，第 1、第 2 掌骨间，第 2 掌骨桡侧的中点处。

───── 操作方法 ─────

艾条温和灸，每穴 15 分钟，灸至局部红晕温热为度，每日 1 次，咳嗽停止、痰液消失后巩固 2～3 次。

风热咳嗽

症状

咳嗽频繁、剧烈，气粗或咳声音沙哑，喉燥咽痛，咳痰不爽，痰黏稠或稠黄，多兼有咳时出汗，鼻流黄涕，口渴，头痛，肢体酸软，怕风，身体发热，舌红，苔薄黄，脉浮数或浮滑。

治法

【选穴】大椎、肺俞、丰隆、曲池、外关、合谷。

【定位】

大椎：在后正中线上，第 7 颈椎棘突下凹陷中。

肺俞：在背部，第 3 胸椎棘突下，两侧旁开 1.5 寸。

丰隆：在小腿前外侧，外踝尖上 8 寸，距胫骨前缘 2 横指。

曲池：屈肘，在肘横纹外侧端的凹陷中。

外关：在前臂背侧，腕背横纹上 2 寸，两骨之间凹陷处。

合谷：在手背，第 1、第 2 掌骨间，第 2 掌骨桡侧的中点处。

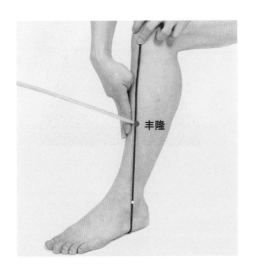

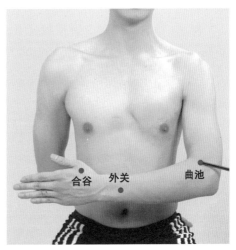

—— 操作方法 ——

艾条雀啄灸，每穴 10 ～ 15 分钟，以微红为度，每日 1 次，病愈即止。或用温和灸，距离皮肤 2 ～ 3 厘米感觉温热即可，以微红为度，每次 5 ～ 7 分钟，每日 1 次，咳嗽停止、咳痰消失后巩固 2 ～ 3 次。

风燥咳嗽

干咳，连声作呛，无痰或有少量黏痰，不易咳出；多伴有喉咙发痒，唇鼻干燥，咳甚则胸痛，或痰中带有血丝，口干，咽干而痛，或鼻塞、头痛、微寒、身热，舌红干而少津，苔薄白或薄黄而干，脉浮数。

【选穴】陶道、风门、肺俞、膏

肓、脾俞。

【定位】

陶道：在背部，第1胸椎棘突下凹陷处。

风门：在背部，第2胸椎棘突下，两侧旁开1.5寸。

肺俞：在背部，第3胸椎棘突下，两侧旁开1.5寸。

膏肓：在背部，第4胸椎棘突下，两侧旁开3寸。

脾俞：在背部，第11胸椎棘突下，两侧旁开1.5寸。

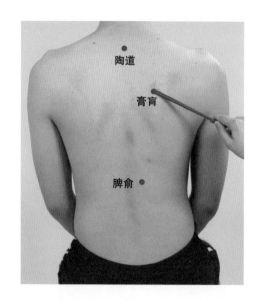

───── 操作方法 ─────

艾条温和灸，距离皮肤2～3厘米感觉温热即可，以微红为度，每穴10～20分钟，每日1～2次，咳嗽消失后巩固灸3～5次。

对症治疗

咳嗽常伴有头痛、胸痛、胁痛、肢体酸痛、少气懒言、怕冷等症状，临床可以根据伴随症状加用以下方法。

（1）头痛加上星、百会，艾条温和灸，每次6～8分钟，以局部有放松、疼痛缓解为度。

（2）胸痛、胁痛加膻中、阳陵泉，艾条温和灸，每穴10～15分钟，以局部有放松、疼痛缓解为度。

（3）肢体酸痛加昆仑，艾条温和灸，每穴10～15分钟，以局部有放松舒适感、皮肤红晕为度。

（4）少气懒言加关元、肾俞，艾条温和灸，每穴10～15分钟，以局部温热红晕为度，每日1次。

（5）怕冷加关元、百会，艾条温和灸，每穴10～15分钟，每日1次，可灸至怕冷症状消失为止。

【定位】

肾俞：在腰部，第2腰椎棘突下，两侧旁开1.5寸。

昆仑：足部外踝后方，外踝尖与跟腱之间的凹陷处。

阳陵泉：在小腿外侧，腓骨头前下方凹陷中。

百会：在头顶部，正中线上，两耳尖连线的中点，或前发际正中直上5寸。

上星：在头部，前发际正中直上1寸。

膻中：在胸部，两乳头连线的中点处。

关元：在下腹部，前正中线上，脐下3寸。

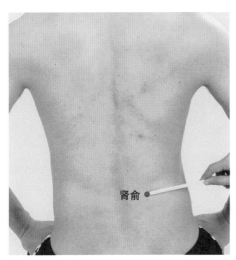

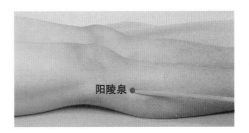

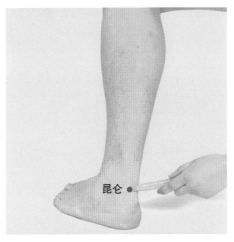

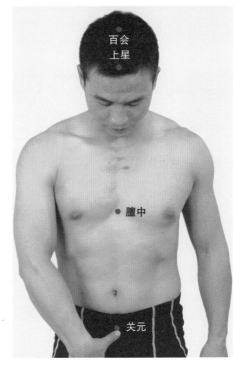

注意事项

（1）操作时应避风保暖，防止因皮肤暴露而受凉，加重病情。

（2）有条件者可配合针灸、拔罐治疗。

（3）经常参加体育锻炼，增强体质，可减少本病的发生。经常灸足三里穴，可增强抵抗力，对于易患感冒者有预防效果。

（4）常开门窗，保持室内空气流通，减少病菌感染概率。

病例

孔某，女，18岁。因受凉后咳嗽，咽痒，吐清稀痰两天，兼有发热、恶寒、流涕，脉浮紧，苔薄白。查体：体温37.8℃，诊断为风寒咳嗽。即用隔姜灸大椎4壮，风门、肺俞、膻中各6壮，合谷、列缺各8壮。每天1次，连续灸3次。体温复常，36.5℃，咳嗽咳痰消失而停止治疗。

哮 喘

哮喘是由于宿痰伏肺，遇诱因引触，导致痰阻气道，气道挛急，肺失肃降，肺气上逆所致的发作性痰鸣气喘疾患。发作时喉中哮鸣有声，呼吸气促困难，甚则喘息不能平卧。引发哮喘的原因有多种，主要病因为过敏原刺激和肺部病毒感染。常见的过敏原有花粉、灰尘、霉菌、吸烟、化学气体及动物皮屑等。本病有季节性发病或加重的特点，常先有喷嚏、咽喉发痒、胸闷等先兆症状，如不及时治疗可迅速出现哮喘。根据发作时特点及伴随症状的不同，一般可以分为寒哮，热哮及脾肺虚弱、气虚乏力三型。

寒 哮

呼吸急促，喉中哮鸣有声，胸膈满闷如塞；伴有咳嗽，痰少咳吐不爽，或清稀呈泡沫状；口不渴，或渴喜热饮；面色晦黯带青色，形寒怕冷；或小便清，天冷或受寒易发；或怕冷，无汗，身体疼痛，舌淡，苔白腻，脉弦紧或浮紧。

治法

【选穴】大椎、定喘、肾俞、膻中、百会。

【定位】

大椎：在后正中线上，第 7 颈椎棘突下方凹陷处。

定喘：在肩背部，后正中线上，第 7 颈椎棘突下方凹陷处（大椎穴），两侧旁开 0.5 寸。

肾俞：在背部，第 2 腰椎棘突下，两侧旁开 1.5 寸。

膻中：在胸部，两乳头连线的中点处。

百会：在头顶部，正中线上，两耳尖连线的中点，或前发际正中直上 5 寸。

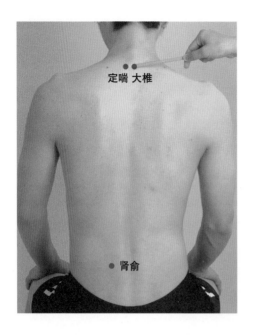
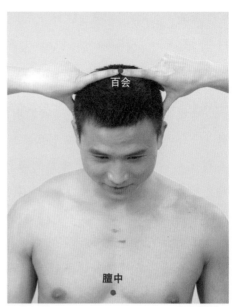

———— 操作方法 ————

艾炷隔姜灸，将生姜切成 2 毫米厚的片，然后在生姜片上扎出 10 个以上分布均匀的小孔，上置如黄豆大小的艾炷，点燃艾炷，待其将要燃尽、皮肤有灼热感时移除，每穴 5 ～ 7 壮，每日或隔日 1 次，10 次为 1 个疗程。

热　哮

症状

气粗息涌，喉中痰鸣如吼，胸胁胀闷；伴有咳嗽频作，咳痰色黄，黏浊稠厚，咳吐不利，烦闷不安，不恶寒，汗出，面赤，口苦，口渴喜饮，舌红，苔黄腻，脉弦滑或滑数。

治法

【选穴】大杼、身柱、曲池、尺泽、孔最。

【定位】

大杼： 在背部，第 1 胸椎棘突下，两侧旁开 1.5 寸。

身柱： 在背部，后正中线上第 2 胸椎棘突下凹陷处。

曲池：屈肘，在肘横纹外侧端凹陷中。

尺泽：在肘横纹中，肱二头肌腱桡侧缘。

孔最：前臂掌面偏外侧，腕横纹上 7 寸。

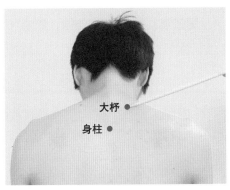

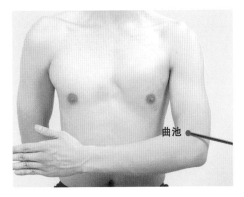

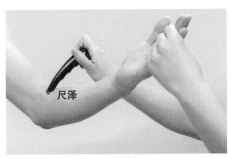

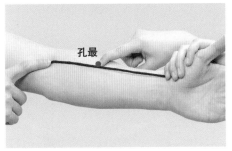

—— 操作方法 ——

艾条雀啄灸，每穴 10 ～ 15 分钟，皮肤灼热红晕即可，每日 1 次，10 次为 1 个疗程。

脾肺虚弱、气虚乏力

症状

咳喘气短，稍运动则加剧，咳声较低，痰多清稀，神疲乏力，食欲减退，大便稀薄，舌淡苔薄白，脉细弱。

治法

【选穴】定喘、肺俞、膏肓、脾俞、足三里。

【定位】

定喘: 在背部,第 7 颈椎棘突下,两侧旁开 0.5 寸。

肺俞: 在背部,第 3 胸椎棘突下,两侧旁开 1.5 寸。

膏肓: 在背部,第 4 胸椎棘突下,两侧旁开 3 寸。

脾俞: 在背部,第 11 胸椎棘突下,两侧旁开 1.5 寸。

肾俞: 在腰部,第 2 腰椎棘突下,两侧旁开 1.5 寸。

足三里: 在小腿前外侧,犊鼻下 3 寸,距胫骨前缘约 1 横指。

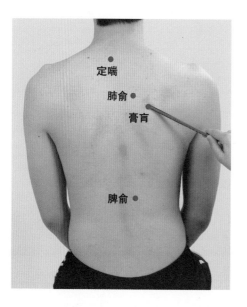
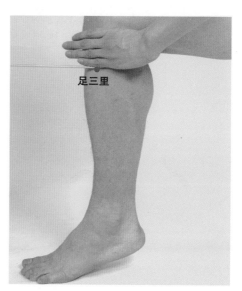

—— 操作方法 ——

艾炷无瘢痕灸,采用黄豆大艾炷,每穴灸 9 壮,每日 1 次,10 次为 1 个疗程,平时可间隔保健施灸。

对症治疗

哮喘常伴有感冒、咳嗽咳痰,临床可以根据伴随症状加用以下方法。

(1)感冒加风门、风池,艾条温和灸,每穴 10 分钟,每日 2 次腰

病愈即止。

(2)咳嗽咳痰加列缺、云门,艾条温和灸,每穴 10 分钟,每日 2 次,病愈即止。

【定位】

风门：在背部，第2胸椎棘突下，两侧旁开1.5寸。

风池：在项部，枕骨下缘，胸锁乳突肌与斜方肌之间的凹陷处。

列缺：左右手虎口张开，垂直交叉，在上方的食指尖所触及的突起的骨端即是。

云门：位于两侧前胸外上方，锁骨下窝凹陷处，距前正中线6寸。

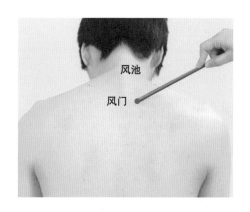
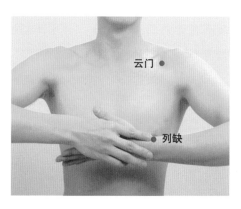

注意事项

（1）平时可灸上述穴位以防病，有条件者，在夏季三伏天与冬季三九天时，可去中医院进行三伏灸和三九灸。

（2）远离刺激哮喘发作的诱发物，如花粉、灰尘，注意避寒保暖等。

（3）保持情绪乐观，避免不良情绪刺激。

病例

梁某某，女，52岁。患哮喘近20年，每到下半夜为甚，不能平卧。去当地医院治疗，用阻滞剂治疗，仅能保持半个月之久。每隔半个月需要再去治疗，若迟去1天，哮喘即大发作，病情十分严重，现面青肌瘦，精神疲乏，不能工作。隔姜灸天突5壮，肺俞5壮，膏肓7壮，肾俞7壮，足三里5壮。连灸8日，面色转红，已能安睡，诸症尽退矣。

贫 血

贫血属于中医的虚劳、血虚、血证范畴，是由于心、脾、肾三脏先天不足或后天饮食不足，或久病体虚所致心、脾、肾三脏虚弱功能失调所致。现代医学的缺铁性贫血、再生障碍性贫血、巨幼红细胞性贫血等可参照本病治疗。

临床表现为血红蛋白浓度低于正常水平，身乏体倦，头晕眼花，耳鸣心悸失眠，四肢麻木，月经紊乱，闭经，严重者出现晕厥。

心脾两虚

症状

心悸失眠，乏力困倦，食欲减退，腹胀便溏，严重者可出现出血，舌淡苔薄白。

治法

【选穴】心俞、脾俞、神门、太白。

【定位】

心俞： 在背部，第5胸椎棘突下，两侧旁开1.5寸。

脾俞： 在背部，第11胸椎棘突下，两侧旁开1.5寸。

神门： 仰掌，在腕部腕掌侧横纹尺侧（内侧）端，尺侧腕屈肌的桡侧凹陷处。

太白： 在足内侧缘，第1跖趾关节后下方赤白肉际凹陷处。

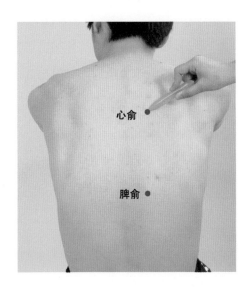

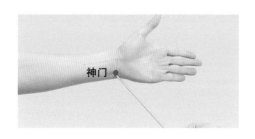

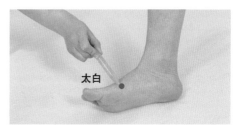

———— 操作方法 ————

艾炷无瘢痕灸，用黄豆大艾炷，每穴 10 壮，灸至皮肤红晕不起水疱为度，每日 1 次，10 次为 1 个疗程。

肝肾阴虚

症状

头晕耳鸣，腰膝酸软，烦躁，失眠多梦，舌红苔薄或无苔。

治法

【选穴】肝俞、肾俞、太溪、太冲。

【定位】

肝俞：在背部，第 9 胸椎棘突下，两侧旁开 1.5 寸。

肾俞：在腰部，第 2 腰椎棘突下，两侧旁开 1.5 寸。

太溪：在足内侧，内踝后方，内踝尖与跟腱的凹陷处。

太冲：在足背侧，第 1、第 2 跖骨间隙的后方凹陷处。

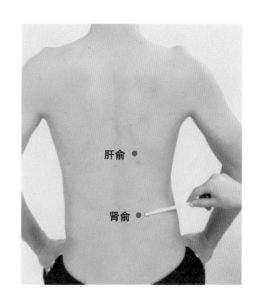

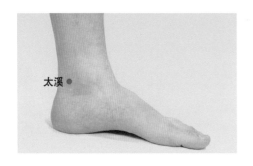

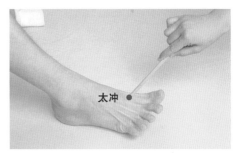

―――――――――――― 操作方法 ――――――――――――

艾条温和灸，每穴 15 分钟，以局部皮肤红晕温热为度，每日 1 次，10 次为 1 个疗程。

肾阳不足

症状

畏寒怕冷，身体困倦，嗜睡，四肢厥冷，腹胀泄泻，舌体淡胖苔白。

治法

【选穴】太溪、命门、肾俞、关元。

【定位】

太溪：在足内侧，内踝后方，内踝尖与跟腱的凹陷处。

命门：在腰部，后正中线上第 2 腰椎棘突下凹陷处。

肾俞：在腰部，第 2 腰椎棘突下，两侧旁开 1.5 寸。

关元：在腹部，前正中线上，脐下 3 寸。

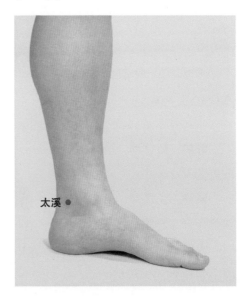

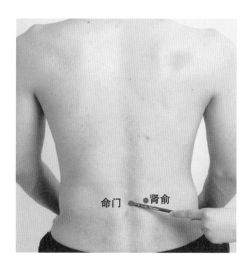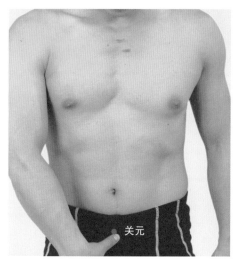

───────── 操作方法 ─────────

艾炷隔姜灸，每穴 5 ～ 7 壮，待其将要燃尽皮肤有灼热感时移除，每日或隔日 1 次，15 次为 1 个疗程。

对症治疗

贫血常伴有头晕、耳鸣等症状，临床可以根据伴随症状加用以下方法。

（1）头晕加百会、风池，艾条温和灸，每穴 15 分钟，皮肤温热为度，每日 1 次，可以经常施灸。

（2）耳鸣加听宫，艾条温和灸，每穴 15 分钟，每日 1 次，耳鸣消失后加灸 2 ～ 3 次。

【定位】

风池： 在项部，枕骨下缘，胸锁乳突肌与斜方肌之间的凹陷处。

百会： 在头顶部，正中线上，两耳尖连线中点，或前发际正中直上 5 寸。

听宫： 在面部侧面，耳屏前（耳腔前突起的小软骨），张口时凹陷处上缘。

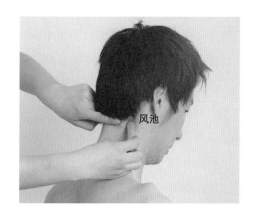

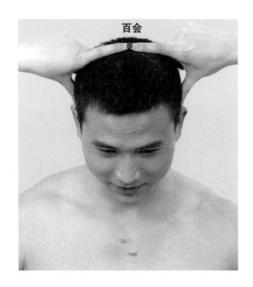
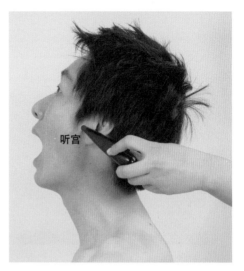

注意事项

（1）患者应坚持治疗，耐心施灸，配合药物内服治疗，可获得较好的疗效。

（2）施灸期间保持充足睡眠，适度运动，增强脾胃功能，改善机体造血功能。

（3）饮食上应多食富含蛋白质和铁的食物，如鸡蛋、菠菜等，注意营养搭配均衡，忌食油腻煎炸食物。

病例

张某，女，32岁。于2年前确诊为缺铁性贫血，经多种方法治疗，病情尚能控制，但近来由于劳累，原来的治疗方案收效较前减弱，并伴有心悸失眠，头晕眼花，食欲差，遂来寻求中医治疗。其证属心脾两虚，治疗以补益心脾为主。取穴：脾俞、心俞、百会、命门，针刺30分钟并配合温和灸。治疗1个月后心悸、头晕等症状较前减轻，食欲较好，血常规显示红细胞、血红蛋白接近正常值，又继续治疗1个月，血常规各项指数正常，伴随症状消失，嘱其家人帮患者灸脾俞、心俞、命门，以巩固疗效。

惊 悸

惊悸是指气血虚弱，痰饮、瘀血阻滞心脉，心失所养，心脉不畅等引起的以惊慌不安、心脏急剧跳动、不能自主为主要症状的一种病证。本病临床多为阵发性，有时也呈持续发作，并伴有胸痛、胸闷、喘息、吸气不够、头晕和失眠等症状。一般分为心胆气虚和心脾两虚两型。

心胆气虚

症状

心悸不宁，善惊易怒，稍惊即发，劳累则加重，兼有胸闷气短，自汗出，坐卧不安，不愿闻及声响，少寐多梦而易惊醒，舌淡，苔薄白，脉细略数或细弦。

治法

【选穴】心俞、胆俞、神门、郄门、足三里。

【定位】

心俞： 在背部，第5胸椎棘突下，两侧旁开1.5寸。

胆俞： 在背部，第10胸椎棘突下，两侧旁开1.5寸。

神门： 仰掌，在腕部腕掌侧横纹尺侧（内侧）端，尺侧腕屈肌的桡侧凹陷处。

郄门： 仰掌，微屈腕，在腕横纹上5寸。

足三里： 在小腿前外侧，犊鼻下3寸，距胫骨前缘约1横指。

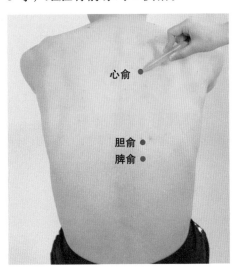

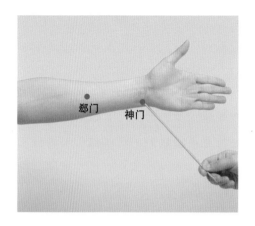

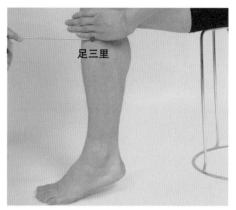

—— 操作方法 ——

　　艾条温和灸，每穴 20 分钟，灸至皮肤灼热为度，每日 1 次，10 次为 1 个疗程，缓解时或发作时都可以施灸。

心脾两虚

症状

　　心悸不安，气短，失眠多梦，思虑劳心则加重，多伴有神疲乏力，眩晕健忘，面色无华，口唇色淡，食少腹胀，大便稀烂，舌淡红，苔白，脉细弱。

治法

　　【选穴】中脘、心俞、脾俞、足三里。

　　【定位】

　　中脘：在腹部，前正中线上，脐上 4 寸处。

　　心俞：在背部，第 5 胸椎棘突下，两侧旁开 1.5 寸。

　　脾俞：在背部，第 11 胸椎棘突下，两侧旁开 1.5 寸。

　　足三里：在小腿前外侧，犊鼻下 3 寸，距胫骨前缘约 1 横指。

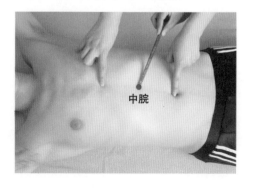

—————— 操作方法 ——————

艾炷无瘢痕灸，用黄豆大艾炷，每穴 10 壮，以皮肤有灼热感为度，每日 1 次，10 次为 1 个疗程，缓解时或发作时都可以施灸。亦可使用艾条温和灸，每穴 20 分钟，每日 1 次，10 次为 1 个疗程。

对症治疗

惊悸常伴有失眠、气短、乏力等症状，临床可以根据伴随症状加用以下方法。

（1）失眠加照海、肾俞，艾条温和灸，每穴 15 分钟，每日 1 次，这 2 个穴位平时可以保健施灸。

（2）气短、乏力加气海、肾俞，艾条温和灸，每穴 15 分钟，每日 1 次，平时可以保健施灸。

【定位】

肾俞：在腰部，第 2 腰椎棘突下，两侧旁开 1.5 寸。

照海：在踝部，内踝尖下缘的凹陷处。

气海：在腹部，前正中线上，脐下 1.5 寸。

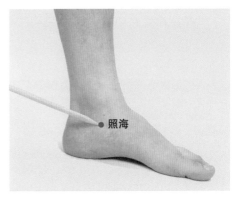

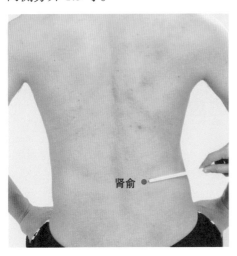

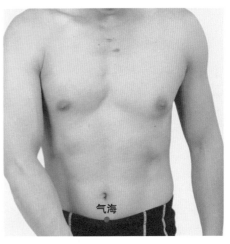

注意事项

（1）施灸症状缓解后，应及时去医院进行相关检查。

（2）保持充足休息，避免劳累。

（3）放松心态，保持情绪稳定，避免大怒大喜等极端情绪波动。

病例

郭某，男，54岁。患有心律不齐，每3～4次心脏搏动即出现1次早搏，心前区闷窒。第1次艾灸右侧阴郄穴，灸感沿手少阴经上传，自右胸横向左胸入心。心前区有盘旋感，至感应减弱后停灸，早搏消失，胸部舒畅。随后应其要求再灸第2次，3日后早搏再次出现，乃左右间使穴与左右阴郄，每日灸2次，连灸7日，早搏未再出现。

失　眠

失眠，中医称为"不寐"或"不得眠"。中医认为，人体进入睡眠的关键在于阴气，阴气盛则目闭安卧，而人体的阴气又为心神所控制，神安则人体容易进入睡眠。情绪起伏较大，如大喜、大悲、大怒皆可影响心神。此外，气、血、津液等濡养脏腑的精微物质匮乏，也可造成心神涣散或心神不定，使入夜阴气难盛，卧而难眠。现代医学的神经衰弱、贫血等引起的失眠，可按本病的灸法治疗。

临床表现为夜卧难以入睡，或睡时易醒，醒后难再入睡，睡中多梦，可伴有心悸、心神不安、腰膝酸软、心下胀满、头晕目眩、嗳气不舒等症状。

气血两虚

 症状

夜间失眠，或多梦，或入睡后易醒，醒后难再入睡，伴有心悸、健忘、困倦、乏力、食欲差、泄泻、面色萎黄等症状，舌质淡红，苔薄白。

治法

【选穴】神门、足三里、脾俞、心俞。

【定位】

神门： 在腕部，腕掌侧横纹尺侧（内侧）端，尺侧腕屈肌腱的桡侧凹陷处。

足三里： 在小腿前外侧，犊鼻下3寸，距胫骨前缘约1横指。

脾俞： 在背部，第11胸椎棘突下，两侧旁开1.5寸。

心俞： 在背部，第5胸椎棘突下，两侧旁开1.5寸。

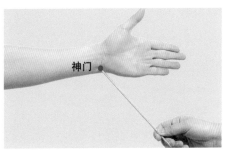

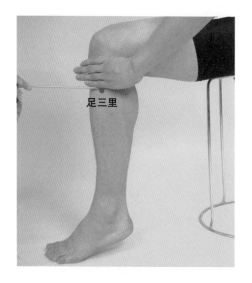

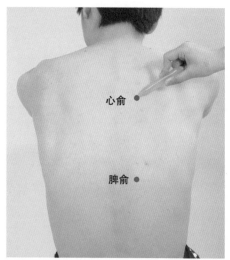

—— 操作方法 ——

艾炷隔姜灸，用黄豆大小艾炷，每穴 5～7 壮，皮肤有灼热感时移除，每日或隔日 1 次，临睡前半小时施灸，10 次为 1 个疗程。

胃气不和

症状

失眠，心下及脘腹感觉胀满或胀痛，时有恶心呕吐，嗳腐吞酸，大便臭秽，或便秘腹痛，舌苔黄腻。

治法

【选穴】丰隆、公孙、中脘、足三里。

【定位】

丰隆：在小腿前外侧，外踝尖向上 8 寸，距胫骨前缘 2 横指。

公孙：在足内侧缘，第 1 跖骨基底前下方。

中脘：在腹部，前正中线上，脐上 4 寸处。

足三里：在小腿前外侧，犊鼻下 3 寸，距胫骨前缘约 1 横指。

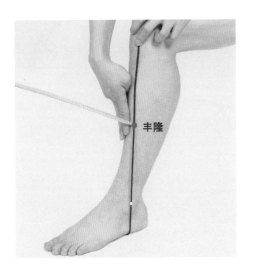
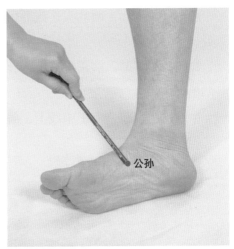

—— 操作方法 ——

艾条温和灸，每穴 15 分钟，灸至局部红晕温热为度，每日 1 次。胃气不和型失眠灸至腹部不适感消失、大便正常后再巩固灸 5 ～ 7 次。

对症治疗

失眠常伴有心悸、心神不安、腹胀等症状，临床可以根据伴随症状加用以下方法。

（1）心悸加内关、膻中，艾条温和灸，每穴 15 分钟，以局部红晕温热为度，每日 1 次。

（2）心神不安，加百会、神阙，艾条温和灸，每穴 15 分钟，灸至局部红晕温热为度，每日 1 次。

（3）腹胀加中脘、天枢，艾条温和灸，每穴 15 分钟，以局部红晕温热为宜，每日 1 次。

【定位】

百会： 在头顶部，正中线上，两耳尖连线中点，或前发际正中直上 5 寸。

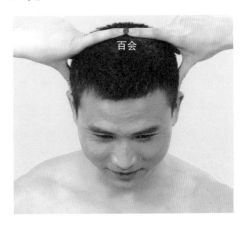

膻中：在胸部，两乳头连线的中点处。

神阙：在腹部，前正中线上，肚脐凹陷处。

中脘：在腹部，前正中线上，脐上4寸处。

天枢：在腹部，肚脐两侧旁开2寸。

内关：在前臂内侧，腕横纹上2寸，掌长肌腱与桡侧腕屈肌腱之间。

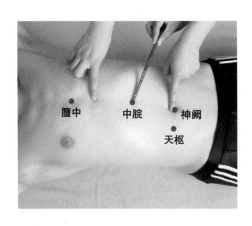

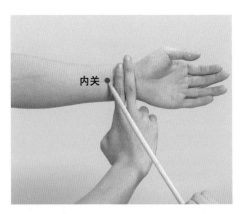

注意事项

（1）睡前尽量避免进行情绪激动的活动，如观看内容激烈的影片、听摇滚乐等，可自我按摩或用热水泡脚，刺激足底穴位，促进血液循环，改善睡眠。

（2）患者可配合中药内服调理，以增强效果。

病例

陈某，女，30岁。失眠近4年，近半年来病情加重，每晚都只能入睡4～5小时，症见心慌心悸，头晕目眩，面色㿠白，体倦乏力，食欲差，月经不调，经量少色淡，舌淡苔白，脉细弱。证属心脾两虚。取穴：脾俞、心俞、足三里、内关，采用艾炷隔姜灸，每穴9壮，隔日1次，半月后每晚可入睡7～8小时。

神经衰弱

神经衰弱是由某些精神因素引起的以内脏功能失调及高级神经活动障碍为主要表现的一类全身性疾病。中医无此病名，但其可见于中医的失眠、健忘、心悸、郁证、虚损、遗精等疾病。

临床表现为病程较长，涉及脏腑较多，症状多而复杂，一般以头痛脑涨、头晕目眩、多梦失眠、耳鸣健忘、注意力不集中、记忆力减退、工作效率低下、烦躁易怒、肌肉酸痛、神疲乏力等全身不适为主要表现，也可伴有心悸心慌，胸闷气短，食欲不振，小便不利，男子遗精阳痿，女子月经不调等。根据临床表现的不同可分为心脾两虚、阴虚阳亢、脾肾阳虚等型。

心脾两虚

头晕头痛，心悸心慌，胸闷气短，失眠，不思饮食，口淡乏味，面色苍白，身体困倦，记忆力减退，舌淡苔薄白，脉细弱。

治法

【选穴】百会、脾俞、肾俞、内关、足三里。

【定位】

百会：在头顶部，正中线上，两耳尖连线中点，或前发际正中直上5寸。

脾俞：在背部，第11胸椎棘突下，两侧旁开1.5寸。

肾俞：在腰部，第2腰椎棘突下，两侧旁开1.5寸。

内关：在前臂内侧，腕横纹上2寸，掌长肌腱与桡侧腕屈肌腱之间。

足三里：在小腿前外侧，犊鼻下3寸，距胫骨前缘约1横指。

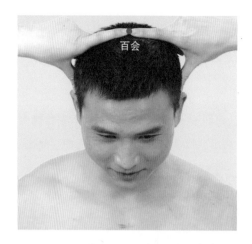

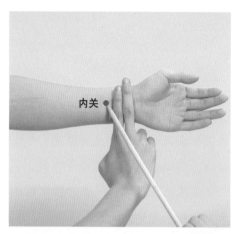

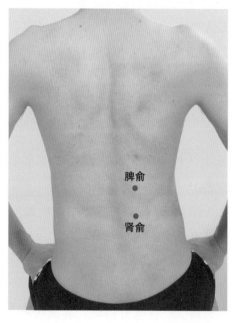

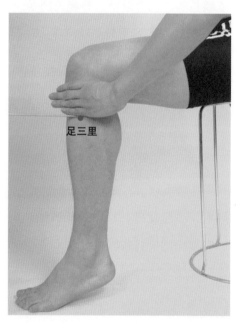

—————————— 操作方法 ——————————

　　艾条温和灸，每穴 15 分钟，灸至局部红晕温热为度，每日 1 次，10 次为 1 个疗程，平时可经常施灸保健。

阴虚阳亢

头痛脑涨，头晕目眩，多梦失眠，耳鸣健忘，烦躁易怒，可伴有口干舌燥，小便短赤，男子可见遗精、滑精、阳痿、早泄，女子可见月经不调、不孕、性欲减退，舌红苔薄或无苔，脉弦细数。

治法

【选穴】太溪、三阴交、神门、涌泉。

【定位】

太溪： 在足内侧，内踝后方，内踝尖与跟腱的凹陷处。

三阴交： 在小腿内侧，足内踝尖上 3 寸，胫骨内侧后方。

神门： 在腕部，腕掌侧横纹尺侧（内侧）端，尺侧腕屈肌的桡侧凹陷处。

涌泉： 在足底部，卷足时前部凹陷处，约当足底第 2、第 3 趾趾缝纹头端与足跟连线的前 1/3 与后 2/3 交点上。

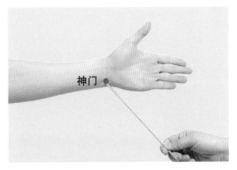

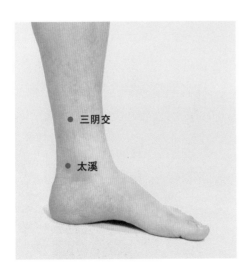

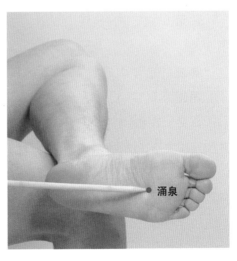

———————— 操作方法 ————————

　　艾条温和灸，每穴 15 分钟，灸至局部红晕温热为度，每日 1 次，10 次为
1 个疗程，平时可经常施灸保健。

脾肾阳虚

症状

　　头晕头痛，畏寒，腹胀便溏，食
欲差，嗜睡，肌肉酸痛，神疲乏力，
四肢不温，遗精阳痿，记忆力减退，
舌胖大苔滑，脉沉细。

治法

　　【选穴】命门、关元、脾俞、百
会、涌泉。

　　【定位】

　　命门：在腰部，后正中线上第 2
腰椎棘突下凹陷处。

　　关元：在腹部，前正中线上，脐
下 3 寸。

　　脾俞：在背部，第 11 胸椎棘突
下，两侧旁开 1.5 寸。

　　百会：在头顶部，正中线上，两
耳尖连线中点，或前发际正中直上 5 寸。

　　涌泉：在足底部，卷足时前部凹
陷处，约足底第 2、第 3 趾趾缝纹头端
与足跟连线的前 1/3 与后 2/3 交点上。

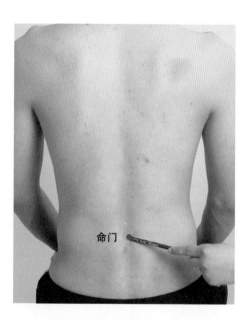

命门

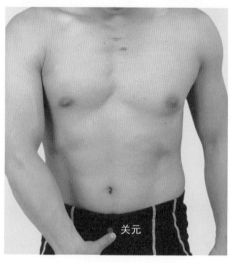

关元

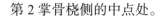

—— 操作方法 ——

艾炷隔姜灸，将生姜切成 2 毫米厚的生姜片，然后在生姜片上扎出 10 个以上分布均匀的小孔，上置如黄豆大小艾炷，点燃艾炷，待其将要燃尽皮肤有灼热感时移除，每穴 5 ～ 7 壮，每日或隔日 1 次，10 次为 1 个疗程，可长期施灸。

对症治疗

若伴有心神不宁、遗精等症状，可以根据伴随症状加用以下方法。

（1）心神不宁加合谷、太冲，艾条回旋灸，每穴 15 分钟，以局部温热红晕为度，每日 1 次。

（2）遗精加志室，艾条温和灸，每穴 15 分钟，灸至局部温热红晕为度，每日 1 次。

【定位】

合谷: 在手背，第 1、第 2 掌骨间，第 2 掌骨桡侧的中点处。

太冲: 在足背侧，第 1 跖骨与第 2 跖骨间隙的后方凹陷处。

志室: 在腰部，第 2 腰椎棘突下，两侧旁开 3 寸。

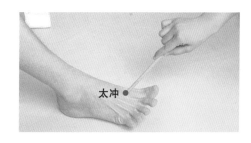

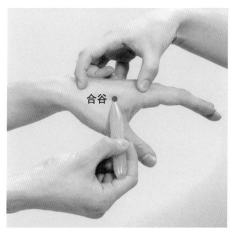

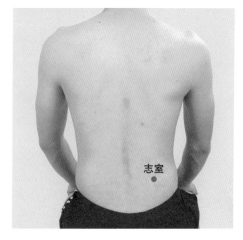

注意事项

（1）长时间用脑，不注意休息，可引起脑涨、反应迟钝、思维能力下降；随着年龄的增长，大脑功能逐步减弱，脑力逐渐减退，进入老年，脑力减退更明显。所以平时应保持充足睡眠时间，睡前避免过度兴奋，多参加体育锻炼加强脑部的供氧能力；多参与娱乐活动，放松心情，缓解自身的紧张情绪，避免思虑过度。

（2）清淡饮食，忌食酸辣等刺激性及煎炸食物。

（3）可配合内服中药或拔罐治疗。

病例

吕某，男，20岁。素患有神经衰弱，自诉从初中开始时有头痛失眠、乏力，困扰其生活及学习。曾服用谷维素、多虑平，只能暂时控制症状，易反复。经询问患者平素思虑过度，较少参加集体活动，就诊时伴有头晕头痛，心慌闷，食欲不振，便溏，舌淡，苔薄白等表现。证属心脾两虚。治法：百会、内关、心俞、脾俞、天枢针灸并用，每次30分钟，连续治疗2周，并要求积极参加集体活动和体育锻炼。后症状较前大为减轻，食欲较好，偶有头痛，继续治疗1月余，症状逐渐消失，嘱其自灸内关、天枢、足三里，随访半年无严重失眠等症状。

头　痛

头痛是一种常见的自觉症状，原因较复杂。头部或五官疾病可致头痛，头部以外或全身性疾病也可致头痛，所以必须辨清头痛的发病原因，方可对症治疗。颅内占位性病变或颅外伤所致头痛，不宜用灸疗。根据病因及发作时特点的不同临床一般分为外感风热、外感风寒、肝阳上亢、气血虚损、肾精亏虚、瘀血、痰浊内扰等型。

外感风热

症状

头涨裂痛，遇热加重，恶风发热，咽喉肿痛，口渴欲饮，小便短赤，舌苔薄黄，脉浮数。

治法

【选穴】曲池、列缺、太阳、头维、大椎。

【定位】

曲池：屈肘，在肘横纹外侧端凹陷中。

列缺：左右手虎口张开，垂直交叉，在上方的食指尖所触及的突起的骨端即是。

太阳：在眉梢与眼外角之间向后约 1 寸的凹陷中。

头维：在头侧部，额角发际线上 0.5 寸，头正中线旁开 4.5 寸。

大椎：在后正中线上，第 7 颈椎棘突下凹陷中。

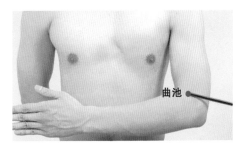

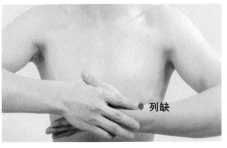

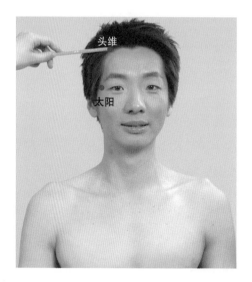

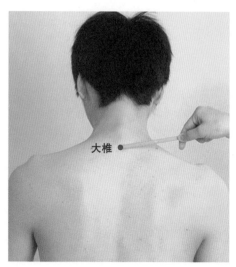

──────── 操作方法 ────────

艾条回旋灸，每穴 10 ～ 15 分钟，灸至局部温热红晕，每日 1 次，疾病痊愈后可巩固多灸 1 ～ 2 次。

外感风寒

症状

全头痛，颈项强痛，恶风寒，遇热痛减，舌苔薄白，脉浮紧。

治法

【选穴】足三里、百会、风池、风门。

【定位】

足三里：在小腿前外侧，犊鼻下 3 寸，距胫骨前缘约 1 横指。

百会：在头顶部，正中线上，两耳尖连线中点，或前发际正中直上 5 寸。

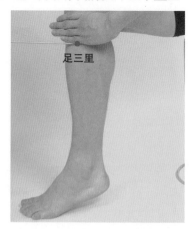

风池：在项部，枕骨下缘，胸锁乳突肌与斜方肌之间的凹陷处。

风门：在背部，第 2 胸椎棘突下，旁开 1.5 寸。

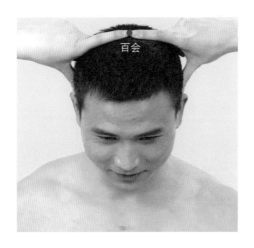

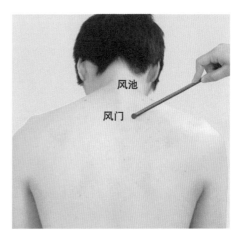

────────── 操作方法 ──────────

艾条温和灸，每穴 15 分钟，灸至局部红晕温热为度，每日 1 次，10 次为 1 个疗程，诸症消失后可巩固多灸 1～2 次。

肝阳上亢

头掣痛伴有目眩，多偏于一侧，烦躁易怒，面部有烘热感，或兼有胁肋痛，口苦舌红，苔薄黄，脉沉弦有力。

骨间隙的后方凹陷处。

涌泉：在足底部，卷足时前部凹陷处，足底第 2、第 3 趾趾缝纹头端

治法

【选穴】太溪、太冲、涌泉、头维。

【定位】

太溪：足内侧，内踝后方，内踝尖与跟腱的凹陷处。

太冲：在足背侧，第 1、第 2 跖

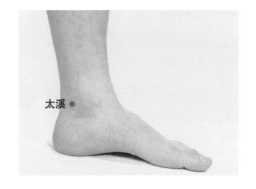

与足跟连线的前 1/3 与后 2/3 交点上。

头维：在头侧部，额角发际线上

0.5 寸，头正中线旁开 4.5 寸。

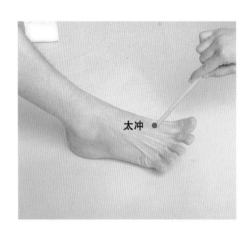
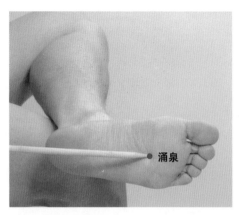

──────── 操作方法 ────────

艾条温和灸，每穴 15 分钟，灸至局部红晕温热为度，每日 1 次，10 次为 1 个疗程，平时可保健施灸。

气血虚损

头隐痛伴有头晕，时发时止，劳累加重，气短乏力，面色淡白，可伴有心悸，食欲不振，舌淡苔薄，脉细弱。

治法

【选穴】气海、脾俞、肾俞、百会、足三里。

【定位】

气海：在腹部，前正中线上，脐

下 1.5 寸。

脾俞：在背部，第 11 胸椎棘突下，两侧旁开 1.5 寸。

肾俞：在背部，第 2 腰椎棘突下，两侧旁开 1.5 寸。

百会：在头顶部，正中线上，两耳尖连线中点，或前发际正中直上 5 寸。

足三里：在小腿前外侧，犊鼻下 3 寸，距胫骨前缘约 1 横指。

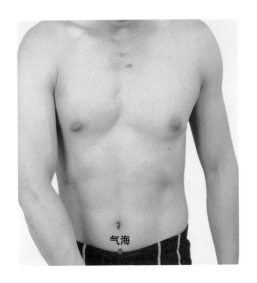

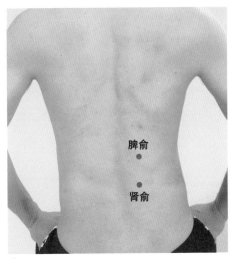

—— 操作方法 ——

艾条温和灸，每穴15分钟，灸至局部红晕温热为度，每日1次，10次为1个疗程，气血虚损头痛患者适宜平时保健施灸。

肾精亏虚

症状

头痛有空虚状，伴有眩晕，腰膝酸软，耳鸣，盗汗遗精，女子或伴有带下，舌红苔薄或无苔，脉弦细无力。

治法

【选穴】百会、悬钟、列缺、肾俞、太溪。

【定位】

悬钟：在小腿外侧，外踝尖上3寸，腓骨前缘处。

百会：在头顶部，正中线上，两耳尖连线中点，或前发际正中直上5寸。

列缺：左右手虎口张开，垂直交

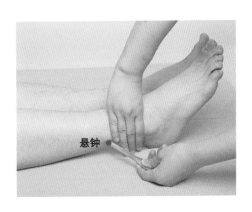

叉，在上方的食指尖所触及的突起的骨端即是。

肾俞：在背部，第2腰椎棘突下，两侧旁开1.5寸。

太溪：在足内侧，内踝后方，内踝尖与跟腱的凹陷处。

———— 操作方法 ————

艾条温和灸，每穴15分钟，灸至局部红晕温热为度，每日1次，10次为1个疗程，需长期施灸以巩固疗效。

瘀 血

症状

头痛经久不愈，痛有定处，以刺痛为主，常伴有头部外伤史，舌紫黯伴瘀痕，脉细涩或沉涩。

治法

【选穴】行间、血海、三阴交、阿是穴、百会。

【定位】

行间：在足背，第1、第2趾间，趾蹼缘后方赤白肉际处。

血海：在大腿内侧，髌底内侧端上2寸，股内肌隆起处。

三阴交：在小腿内侧，足内踝尖上3寸，胫骨内侧后方。

阿是穴：即疼痛处。

百会：在头顶部，正中线上，两耳尖连线中点，或前发际正中直上5寸。

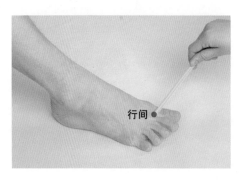

行间

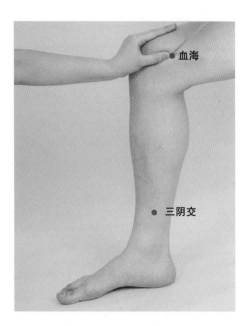

血海

三阴交

────── 操作方法 ──────

艾条雀啄灸，每穴 10 ～ 15 分钟，灸至局部红晕温热为度，每日 1 次，9 次为 1 个疗程，头痛消失后巩固 1 个疗程。

痰浊内扰

头痛昏蒙且头重，或伴有眩晕、恶心欲呕，胸闷脘腹痞满，食欲不振，或呕哕痰涎，舌苔白腻，脉滑或弦滑。

【选穴】翳风、中脘、丰隆、百会、足三里。

【定位】

翳风： 在耳垂根部后方，两骨之间凹陷处。

中脘： 在腹部，前正中线上，脐上 4 寸处。

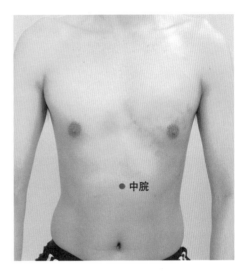

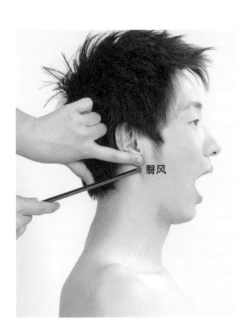

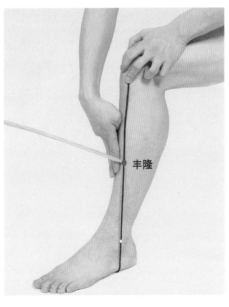

丰隆：在小腿前外侧，外踝尖向上8寸，距胫骨前缘2横指。

百会：在头顶部，正中线上，两耳尖连线中点，或前发际正中直上5寸。

足三里：在小腿前外侧，犊鼻下3寸，距胫骨前缘约1横指。

——— 操作方法 ———

艾炷隔姜灸，用小艾炷，每穴5～7壮，待皮肤有灼热感时移除，每日或隔日1次，10次为1个疗程，坚持5个疗程以上。

对症治疗

头痛常伴有失眠、乏力、身体困重、感冒等症状，临床可以根据伴随症状加用以下方法。

（1）失眠加神门、内关，艾条温和灸，每穴15分钟，以局部温热红晕为度，每日1次。

（2）乏力、身体困重加阴陵泉、天枢，艾条温和灸，每穴20分钟，局部感觉温热红晕为度，每日1次。

（3）感冒加外关、合谷，艾条温和灸，每穴15分钟，以局部温热红晕为度，每日1次，症状消失后巩固灸1～2次。

【定位】

内关：在前臂内侧，腕横纹上2寸，掌长肌腱与桡侧腕屈肌腱之间。

神门：在腕部，腕掌侧横纹尺侧（内侧）端，尺侧腕屈肌的桡侧凹陷处。

天枢：在腹部，肚脐两侧旁开2寸。

阴陵泉：在小腿内侧，胫骨内侧髁后下方凹陷处。

外关：在前臂背侧，腕横纹上2寸，尺、桡两骨之间凹陷处。

合谷：在手背，第1、第2掌骨间，第2掌骨桡侧的中点处。

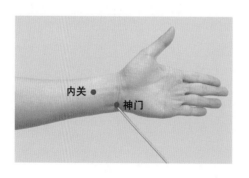

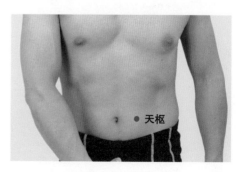

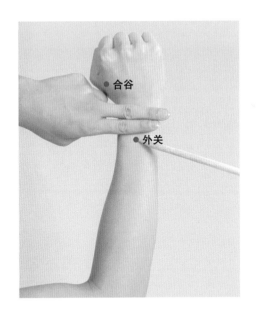
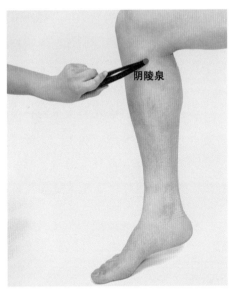

注意事项

（1）施灸期间保持充足睡眠时间，避风寒注意保暖。

（2）饮食尽量清淡，忌食酸辣等刺激性及煎炸食物。

（3）保持心情放松，避免情绪波动过大。

（4）配合推拿治疗或中药内服效果更好。

病例

　　秦某，女，60岁。3年前出现前头部及两太阳穴疼痛，反复发作，止痛药只能暂时维持。颈部第3椎体、第5椎体有压痛，第5椎体有触电样感觉。采用阿是穴疗法，在第5椎体重用灸法，灸感未上传至头部，灸至15分钟后疼痛消失，以后在原阿是穴处并配合列缺、合谷穴续灸2周，随访3月余，尚未再发。

眩 晕

临床以头晕、眼花为主症的一类病证称为眩晕。眩即眼花，晕即头晕，两者常并见，故统称为"眩晕"。轻者闭目可止，重者如坐车船，有旋转不定的感觉，不能站立，或伴有恶心、呕吐、汗出、面色苍白等症状，严重者可突然仆倒。根据发作时特点及伴随症状的不同，一般分为气血亏虚、痰浊阻滞两型。

气血亏虚

症状

眩晕，动则加剧，遇劳累则发作，伴有神疲懒言，四肢乏力，自汗出，面无光泽，面色苍白，唇甲淡白，时有心跳快，眠差，舌淡，苔薄白，脉细弱。

治法

【选穴】百会、关元、脾俞、肾俞、足三里。

【定位】

百会： 在头顶部，正中线上，两耳尖连线中点，或前发际正中直上5寸。

关元： 在腹部，前正中线上，脐下3寸。

脾俞： 在背部，第11胸椎棘突下，两侧旁开1.5寸。

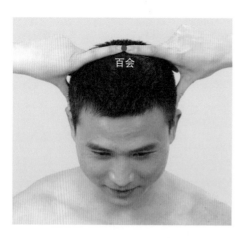

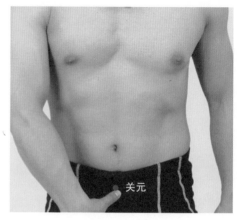

肾俞： 在腰部，第 2 腰椎棘突下，两侧旁开 1.5 寸。

足三里： 在小腿前外侧，犊鼻下 3 寸，距胫骨前缘约 1 横指。

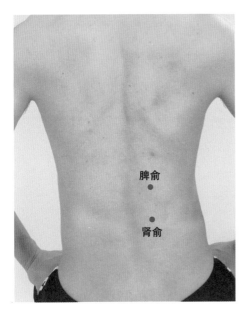

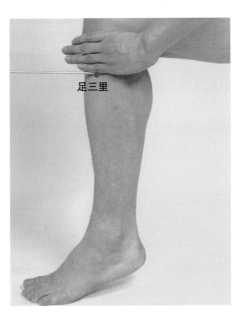

———— 操作方法 ————

艾炷无瘢痕灸，可用小艾炷，每穴 10 壮，灸至局部灼热红晕，每日 1 次，10 次为 1 个疗程，每次发病时皆可施灸，需长期坚持。

痰浊阻滞

 症状

眩晕，视物旋转，自觉头重，胸闷，时有恶心感，呕吐痰涎，胸腹部闷满不适，食欲不振，精神疲倦，舌淡，苔白腻，脉弦滑。

治法

【选穴】中脘、神阙、公孙、丰隆、百会。

【定位】

中脘： 在腹部，前正中线上，脐上 4 寸处。

神阙： 在腹部，前正中线上，肚脐凹陷处。

公孙： 在足内侧缘，第 1 跖骨基底前下方。

丰隆： 在小腿前外侧，外踝尖向上数 8 寸，距胫骨前缘 2 横指。

百会： 在头顶部，正中线上，两耳尖连线中点，或前发际正中直上 5 寸。

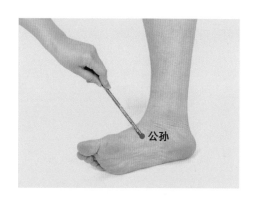

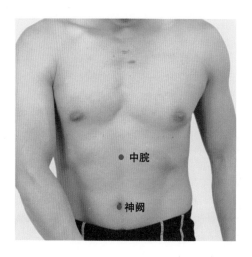

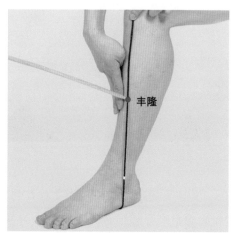

——— 操作方法 ———

艾炷隔姜灸，用黄豆大小艾炷施灸，每穴 3 ～ 5 壮，灸至局部红晕稍有辣感为度，每日或隔日 1 次，10 次为 1 个疗程，每次发病时皆可施灸，需长期坚持。

对症治疗

眩晕常伴有高血压、耳鸣、遗精、失眠等症状，临床可以根据伴随症状加用以下方法。

（1）高血压加行间、风池，艾条温和灸，每穴 10 分钟，灸至局部红晕温热为度，每日 1 次。

（2）耳鸣、遗精加太溪、三阴交，艾条温和灸，每穴 10 分钟，灸至局部红晕温热为度，每日 1 次。

（3）失眠加神门、内关，艾条温和灸，每穴 15 分钟，以局部红晕温热为度，每日 1 次。

【定位】

行间：在足背，第 1、第 2 趾间，趾蹼缘的后方赤白肉际处。

三阴交：小腿内侧，足内踝尖上 3 寸，胫骨内侧后方。

太溪：在足内侧，内踝后方，内踝尖与跟腱的凹陷处。

内关：在前臂内侧，腕横纹上 2 寸，掌长肌腱与桡侧腕屈肌腱之间。

神门：在腕部，腕掌侧横纹尺侧（内侧）端，尺侧腕屈肌的桡侧凹陷处。

风池：在项部，枕骨下缘，胸锁乳突肌与斜方肌之间的凹陷处。

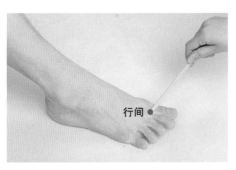

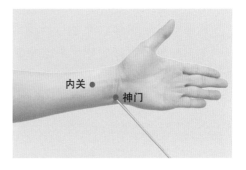

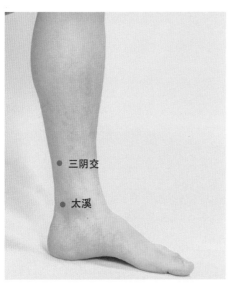

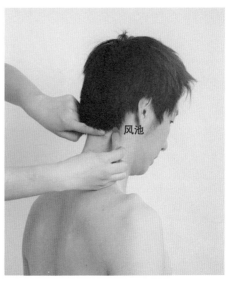

注意事项

（1）高血压患者施灸期间应在医师指导下服用降压药物。

（2）保持充足睡眠时间，避免过度运动，禁房事。

（3）保持心情舒畅，避免情绪失控。

（4）饮食合理搭配，避免过咸，忌食酸辣等刺激性及煎炸食物。

病例

牛某，男，54岁。患高血压6年，长期服用降血压药但收效不佳，常感头部胀痛，头昏，头重脚轻，头面烘热感，下午为甚，耳鸣如蝉，心悸乏力，睡眠多梦易醒，颜面及下肢轻度水肿，手足心热，舌质红，苔薄白，脉弦细。查体：血压180/108mmHg，采用涌泉、太溪、三阴交、行间、肾俞进行艾条温和灸治，1周后复查血压为139/80mmHg，但患者仍有少许头晕、耳鸣，在上方基础上加耳门穴，治疗半月后，诸症消除。

慢性胃炎

由各种原因引起的非特异性慢性胃黏膜炎症性病变，称为慢性胃炎。慢性胃炎可由急性胃炎转变而来，也可因不良饮食习惯，长期服用对胃有刺激的药物，口、鼻、咽、幽门等部位的感染病灶及自身的免疫性疾病等原因而导致。临床表现为慢性反复的上腹部疼痛、食欲减退、消化不良、胃酸过多、饱胀感、嗳气等。一般分为胃气壅滞、肝胃气滞和脾胃虚寒三型。

胃气壅滞

症状

胃脘胀痛，食后加重，嗳气，有酸腐气味，或有明显伤食病史，或有感受外邪病史，或有怕冷、怕热、肢体困重等感觉，舌红，苔薄白或厚，脉滑。

治法

【选穴】梁门、天枢、气海、足三里、公孙。

【定位】

梁门：在上腹部，脐上4寸，前中线旁开2寸。

天枢：在腹部，肚脐两侧旁开2寸。

气海：在腹部，前正中线上，脐下1.5寸。

足三里：在小腿前外侧，犊鼻下3寸，距胫骨前缘约1横指。

公孙：在足内侧缘，第1跖骨基底前下方。

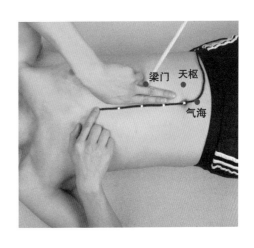

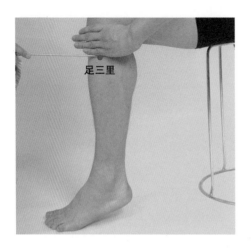

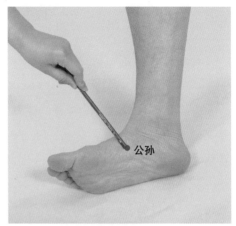

———————— 操作方法 ————————

艾条温和灸，每穴15分钟，灸至局部红晕温热为度，每日1次，灸至胃痛、腹胀、肢体困重等症状消失后再巩固灸5～6次。

肝胃气滞

症状

胃脘胀痛，连及两胁，疼痛攻撑走窜，可因情志变化而加重，伴有善太息，不思饮食，精神抑郁，夜寐不安，舌红，苔薄白，脉弦。

治法

【选穴】太冲、期门、中脘、天枢。

【定位】

太冲：在足背侧，第1、第2跖骨间隙的后方凹陷处。

期门：在腹部，锁骨中点垂直向下第6肋间隙处，距前正中线4寸。

中脘：在腹部，前正中线上，脐上4寸处。

天枢：在腹部，肚脐两侧旁开2寸。

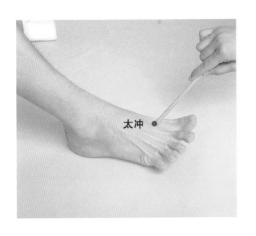
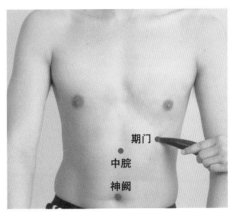

─── 操作方法 ───

艾条温和灸，每穴 15 分钟，灸至局部红晕温热为度，每日 1 次，情绪不稳定时施灸以预防，平时应长期坚持施灸保健。

脾胃虚寒

 症状

胃脘隐痛，遇寒冷或饥饿时疼痛加剧，得温暖或进食后则缓解，喜温暖，喜按揉，伴有面色差，神疲，四肢乏力、不温，食少便稀，或吐清水，舌淡，苔白，脉虚弱。

治法

【选穴】足三里、胃俞、神阙、中脘。

【定位】

足三里： 在小腿前外侧，犊鼻下 3 寸，距胫骨前缘约 1 横指。

胃俞： 在背部，第 12 胸椎棘突下，两侧旁开 1.5 寸。

神阙： 在腹部，前正中线上，肚脐凹陷处。

中脘： 在腹部，前正中线上，脐上 4 寸处。

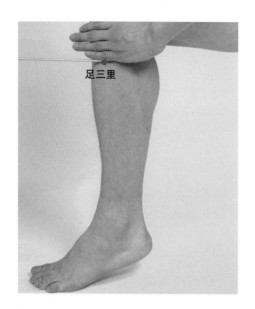

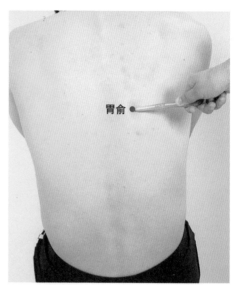

━━━━━━━━━━ 操作方法 ━━━━━━━━━━

神阙艾炷隔盐灸，用食盐填埋脐窝，再覆盖 2 毫米厚的生姜片，上置艾炷施灸，每次 7 壮，灸至肚脐温热为度，其他穴温和灸，每穴 10 分钟，以局部红晕温热为度，每日 1 次，10 次为 1 个疗程，2 个疗程之间可以休息 5 ～ 6 日，需要长期坚持。

对症治疗

慢性胃炎常伴有腹胀、便溏等症状，临床可以根据伴随症状加用以下方法。

（1）腹胀加上脘、内关，艾条温和灸，每穴 15 分钟，以局部红晕温热为度，每日 1 次。

（2）便溏加关元，艾条温和灸，每穴 15 分钟，以局部红晕温热为度，每日 1 次。

【定位】

上脘：在腹部，前正中线上，脐上 5 寸。

关元：在腹部，前正中线上，脐下 3 寸。

内关：在前臂内侧，腕横纹上 2 寸，掌长肌腱与桡侧腕屈肌腱之间。

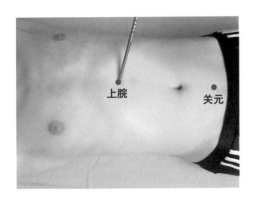 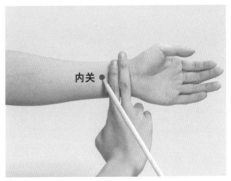

注意事项

（1）饮食应清淡，忌食油腻、酸辣等刺激性及煎炸食物。

（2）注意身体的调护，避寒保暖，加强锻炼，增强脾胃功能。

（3）可配合中药内服及局部穴位推拿治疗。

病例

　　蔡某，男，25岁。主诉：胃痛，伴嗳气、反酸1年多。现病史：患者于2年前因饮食不规律，逐渐感到上腹部隐隐作痛，饭后胀满，嗳气，反酸。近半年来疼痛加剧，食欲减退，身体消瘦，疲倦乏力。胃肠钡餐透视，诊断为慢性胃炎。查体：面黄，消瘦，口唇苍白，舌质淡白。中脘、脐左侧压痛，但喜按。辨证：脾肾阳虚，胃中虚寒。治法：温中散寒，健脾和胃。选穴：中脘、胃俞、肾俞、梁门、足三里。先针足三里，然后针中脘、梁门、胃俞、肾俞，用补法留针10分钟，出针后用艾条熏灸各穴，均为15分钟，7次后胀痛、反酸缓解。嘱患者睡前灸中脘、足三里，3月后症状逐渐消失。

胃下垂

固定胃的韧带张力减弱、内脏平滑肌张力低下及腹肌松弛等原因，导致胃低于正常位置，称为胃下垂。胃下垂多见于消耗性疾病患者及无力型体质者，直接影响消化功能。临床表现为上腹胀满、食欲不振、胃痛、消瘦、乏力、嗳气、恶心、呕吐、肠鸣、胃下坠感，或伴有便秘、腹泻、气短、眩晕、心悸、失眠、多梦等。一般分为脾脏虚损、中气下陷及脾胃不和。

脾脏虚损、中气下陷

症状

面色萎黄，形体消瘦，神疲乏力，少气懒言，食欲不振，脘腹胀满不适，食后加重，平卧减轻，常伴有嗳气或泛吐痰涎，大便稀薄，舌淡，苔薄白，脉虚弱。

治法

【选穴】百会、胃上、关元、中脘、足三里。

【定位】

百会： 在头顶部，正中线上，两耳尖连线中点，或前发际正中直上5寸。

胃上： 在腹部，前正中线上，脐上2寸，两侧旁开4寸处。

关元： 在腹部，前正中线上，脐下3寸。

中脘： 在腹部，前正中线上，脐上4寸。

足三里： 在小腿前外侧，犊鼻下3寸，距胫骨前缘约1横指。

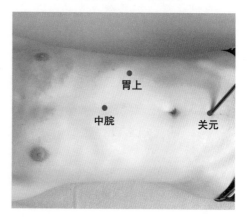

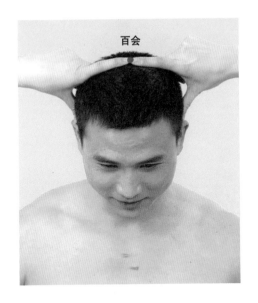

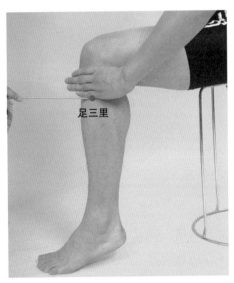

—— 操作方法 ——

艾炷隔姜灸，用黄豆大小艾炷，每穴 5～7 壮，待其将要燃尽、皮肤感觉有灼热感时移除，每日或隔日 1 次，以局部红晕温热为度，10 次为 1 个疗程，需坚持多个疗程。

脾胃不和

症状

胃脘胀闷不适，食物难以消化，嗳气，甚者恶心呕吐，大便时干时稀，舌淡红，苔白或厚，脉缓。

治法

【选穴】百会、神阙、天枢、梁门、脾俞。

【定位】

百会：在头顶部，正中线上，两耳尖连线中点，或前发际正中直上 5 寸。

神阙：在腹部，前正中线上，肚脐凹陷处。

天枢：在腹部，肚脐两侧旁开 2 寸。

梁门：在上腹部，脐上 4 寸，前中线旁开 2 寸。

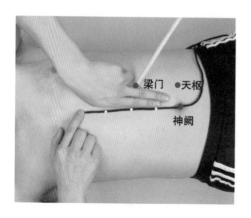

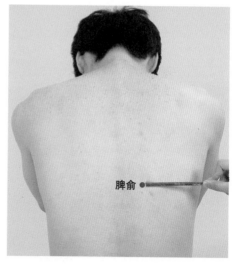

脾俞: 在背部,第 11 胸椎棘突下,两侧旁开 1.5 寸。

――――――― 操作方法 ―――――――

神阙艾炷隔盐灸,用食盐填埋脐窝,再覆盖 2 毫米厚的生姜片,上置艾炷施灸,每次 15 ～ 30 壮,其他穴温和灸,每穴 10 分钟,以局部红晕温热为度,每日 1 次,10 次为 1 个疗程,灸至腹胀、便溏等症状消失以后巩固 5 ～ 7 次。

对症治疗

胃下垂常伴有便秘、胃及十二指肠溃疡等,临床可以根据伴随症状加用以下方法。

(1)便秘加支沟、大肠俞,艾条温和灸,每穴 15 分钟,以局部红晕温热为度,每日 1 次。

(2)胃及十二指肠溃疡加章门、公孙,艾条温和灸,每穴 15 分钟,以局部红晕温热为度,每日 1 次。

【定位】

支沟: 在前臂背侧,腕背横纹上 3 寸,尺骨与桡骨之间。

大肠俞: 在背部,第 4 腰椎棘突下,两侧旁开 1.5 寸。

章门: 在侧腹部,第 11 肋游离端下方的位置。

公孙: 在足内侧缘,第 1 跖骨基底前下方。

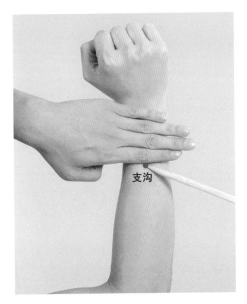

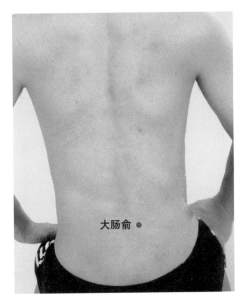

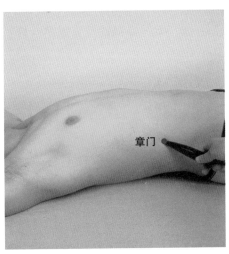

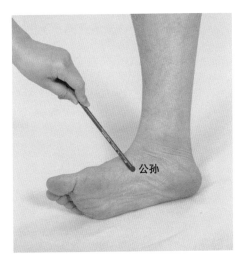

注意事项

（1）每次用餐后可平躺，以减轻胃部周围组织的负担，有利于维持治疗效果。

（2）施灸期间，同时配合功能锻炼，如太极拳、腹式呼吸法、仰卧起坐法、上肢运动法等，目的在于锻炼胃部及周围起固定作用的肌肉，使之强壮从而改善胃下垂。

（3）配合内服补中益气的中药或食物，改善局部器官的功能。

（4）忌食生冷硬及难以消化的食物，按时定量就餐，不可过饱。

病例

　　顾某，男，30岁。主诉：胃脘胀痛2年余。现病史：患者于2年前发现上腹部胀痛，食欲减退，食后上腹部有重压感。消瘦，疲乏无力。口中黏腻，见食物即厌。经某医院检查，发现胃下垂7厘米。查体：面色萎黄，上腹膨满，中脘压痛，胃内有振水声，舌质淡红，苔白厚而腻，脉沉细弱。选穴：中脘、梁门、胃上、关元，先针刺，留针半小时，后行灸法，经过两次治疗，胃部重压感明显减轻，继续原方法治疗9次，症状消失，现体重由原来50千克增至56千克。嘱其在家中自灸，每周3次，注意饮食调养，忌生冷硬食，避免过饱。

泄 泻

泄泻是以排便次数增多，粪便稀薄，甚至泻出如水样的大便为主，多由脾虚湿盛，脾失健运，水湿不化，肠道清浊不分，传化失司所致。临床表现以腹痛、肠鸣、大便次数增多（一日数次或十多次），粪便稀薄如水为主要症状。根据发作时特点及伴随症状的不同，实证一般分为寒湿、湿热、食滞肠胃泄泻三型。

寒 湿

症状

泻下清稀，甚至如水样，伴有腹痛肠鸣，脘闷食少，或兼有恶寒发热，鼻塞头痛，肢体酸痛，舌淡红，苔薄白，脉浮。

治法

【选穴】大横、神阙、上巨虚、大肠俞。

【定位】

大横：在腹部，肚脐两侧旁开4寸。

神阙：在腹部，前正中线上，肚脐凹陷处。

上巨虚：在小腿前外侧，犊鼻下6寸，距胫骨前缘约1横指，即足三里下3寸。

大肠俞：在背部，第4腰椎棘突下，两侧旁开1.5寸。

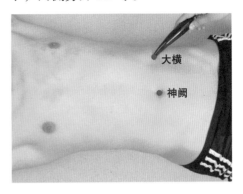

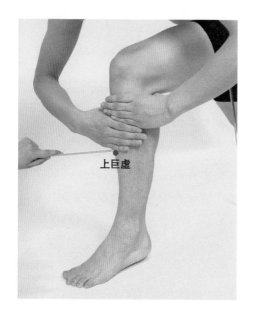

上巨虚

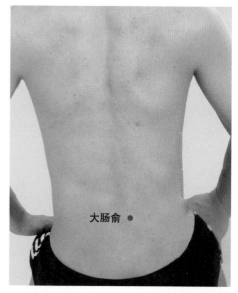

大肠俞

———— 操作方法 ————

　　艾炷隔姜灸，用半截橄榄大的艾炷，每穴5～7壮，待其将要燃尽、皮肤有灼热感时移除，以局部红晕温热为度，每日或隔日1次，灸至泄泻症状消失后再巩固2～3次。

湿　热

　　腹痛即泻，泻下急迫，势如水注，或泻后不爽，粪色黄褐而臭，伴有烦热口渴，小便短赤，肛门灼热，舌红，苔黄腻，脉滑数或濡数。

治法

　　【选穴】合谷、天枢、阴陵泉、下巨虚。

【定位】

　　合谷：在手背，第1、第2掌骨间，第2掌骨桡侧的中点处。

　　天枢：在腹部，肚脐两侧旁开2寸。

　　阴陵泉：在小腿内侧，胫骨内侧髁后下方凹陷处。

　　下巨虚：小腿前外侧，犊鼻下9寸，距胫骨前缘约1横指。

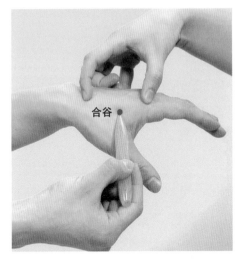

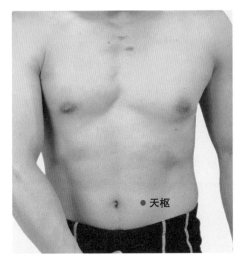

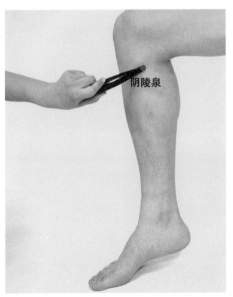

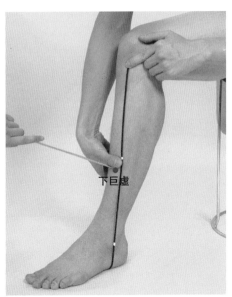

──────────── 操作方法 ────────────

艾条回旋灸,每穴 10 ~ 15 分钟,以局部红晕温热为度,每日 1 次,灸至泄泻症状消失后再巩固 2 ~ 3 次。

食滞肠胃

症状

腹痛肠鸣，泻后疼痛减轻，泻下粪便臭如败卵，夹有不消化食物，伴有脘腹不适，嗳气，不思饮食，舌红，苔白或黄厚腻，脉滑或数。

治法

【选穴】公孙、上巨虚、中脘、建里。

【定位】

公孙：在足内侧缘，第1跖骨基底前下方。

上巨虚：在小腿前外侧，犊鼻下6寸，距胫骨前缘约1横指，即足三里下3寸。

中脘：在腹部，前正中线上，脐上4寸处。

建里：在腹部，前正中线上，脐上3寸处。

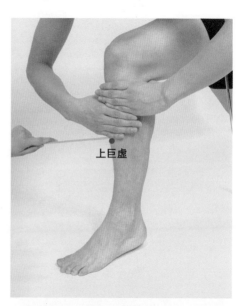

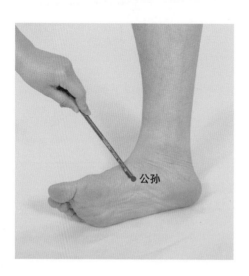

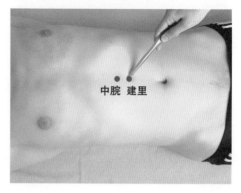

———————— 操作方法 ————————

艾炷隔姜灸，用半截橄榄大艾炷，每穴 5 ~ 7 壮，待其将要燃尽、皮肤有灼热感时移除，以局部红晕温热为度，每日或隔日 1 次，灸至泄泻症状消失后再巩固 2 ~ 3 次。

对症治疗

泄泻常伴有腹痛、乏力等症状，临床可以根据伴随症状加用以下方法。

（1）腹痛加气海、内关，艾条温和灸，每穴 15 分钟，以局部红晕温热为度，每日 1 次

（2）乏力加百会、足三里，艾条温和灸，每穴 15 分钟，以局部红晕温热为度，每日 1 次。

【定位】

百会：在头顶部，正中线上，两耳尖连线中点，或前发际正中直上 5 寸。

足三里：小腿前外侧，犊鼻下 3 寸，距胫骨前缘约 1 横指。

气海：在腹部，前正中线上，脐下 1.5 寸。

内关：在前臂内侧，腕横纹上 2 寸，两骨之间凹陷处。

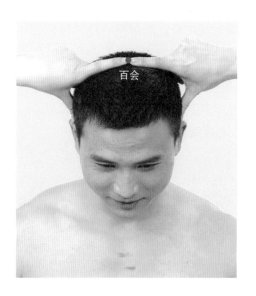

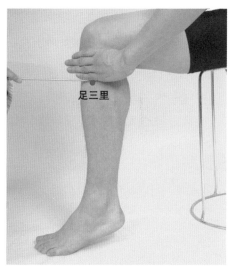

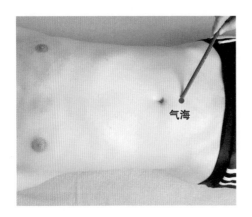

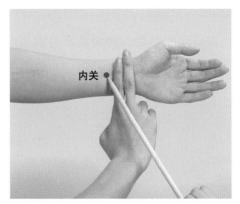

注意事项

（1）若施灸后泄泻不能控制，水分丢失多，应及时前往医院治疗，防止电解质紊乱。

（2）施灸期间注意保暖，避风寒，防止风寒内侵加重病情。

（3）饮食尽量清淡，忌食酸辣等刺激性及煎炸食物。

病例

萧某，男，48岁。拂晓腹痛，腹泻2年，每天数次，大便不成形。内科诊断为慢性肠炎，予黄连素、四神丸口服暂能缓解，但停药即发。检查：精神疲乏，面黄肌瘦，食欲差，腹痛肠鸣，腹冷喜暖，腰膝酸软，四肢发冷，舌淡、苔白，脉沉细。证属脾肾阳虚，寒湿下注。治以温补脾肾、固肠止泻。取中脘、关元、肾俞、天枢、大肠俞、上巨虚，针灸并用，补法。治疗2个疗程（24次）痊愈。1年后随访，未见复发。

腹 痛

腹痛是指胃脘以下，耻骨毛际以上部位发生疼痛的一种病证。腹痛虽是一种症状，但发作时与多种脏腑的疾病有关，如肝、胆、脾、胃、大肠、小肠、子宫等。腹痛的病因多为外感风寒，邪入腹中；或暴饮暴食，脾胃运化无权；或过食生冷，进食不洁；或脾胃阳气虚弱，气血产生不足，经脉脏腑失其温养。根据病因及发作时特点一般分为湿热壅滞、虚寒腹痛及肝气郁滞三型。

湿热壅滞

症状

腹部胀痛，拒按，大便秘结，或泻后不爽，伴有胸闷不舒，烦渴欲饮，身热自汗，小便短赤，舌红，苔黄燥或黄腻，脉滑数。

治法

【选穴】中脘、天枢、足三里、阴陵泉、公孙。

【定位】

中脘：在腹部，前正中线上，脐上4寸处。

天枢：在腹部，肚脐两侧旁开2寸。

足三里：在小腿前外侧，犊鼻下3寸，距胫骨前缘约1横指。

阴陵泉：在小腿内侧，胫骨内侧髁后下方凹陷处。

公孙：在足内侧缘，第1跖骨基底前下方。

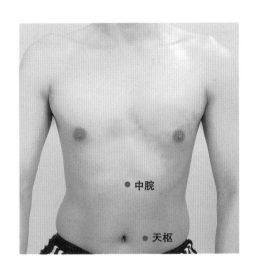

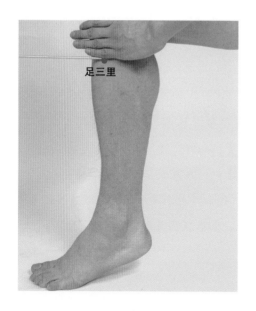
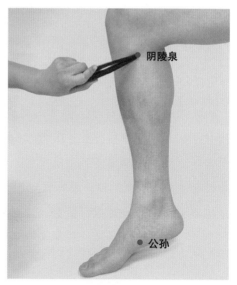

——————— 操作方法 ———————

艾条回旋灸，每穴 10 ～ 15 分钟，以局部红晕温热为度，每日 1 次，诸症消失后巩固灸 2 ～ 3 次。

虚　寒

腹痛绵绵，时作时止，喜热恶冷，痛时喜按，饥饿时及劳累后加重，得食休息后减轻，精神疲倦，四肢乏力，气短，不想说话，食欲差，面色无华，大便质稀薄，舌淡，苔薄白，脉沉细。

【治法】

【选穴】关元、命门、肾俞、足三里。

【定位】

关元： 在腹部，前正中线上，脐下 3 寸。

命门： 在腰部，后正中线上第 2 腰椎棘突下凹陷处。

肾俞： 在腰部，第 2 腰椎棘突下，两侧旁开 1.5 寸。

足三里： 在小腿前外侧，犊鼻下 3 寸，距胫骨前缘约 1 横指。

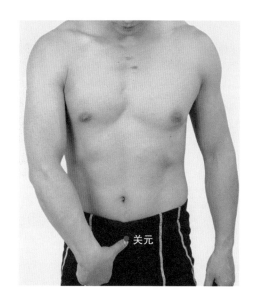 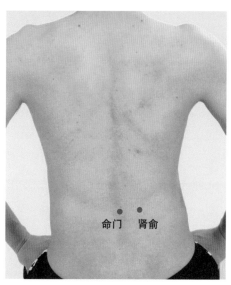

———————— 操作方法 ————————

艾炷无瘢痕灸，采用黄豆大艾炷，每穴10壮，灸至局部红晕灼热，每日1次，10次为1个疗程，也可不拘时施灸，以腹痛症状消失为度。

肝气郁滞

脘腹疼痛，胀满不舒，两胁下胀痛，常痛引腹部两侧，时好时差，嗳气后则自觉舒服，遇忧思恼怒则疼痛加剧，舌边红，苔薄白或微黄，脉弦。

治法

【选穴】太冲、天枢、大横、足三里。

【定位】

太冲：在足背侧，第1、第2跖骨间隙的后方凹陷处。

天枢：在腹部，肚脐两侧旁开2寸。

大横：在腹部，肚脐两侧旁开4寸。

足三里：在小腿前外侧，犊鼻下3寸，距胫骨前缘约1横指。

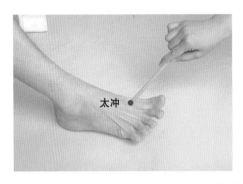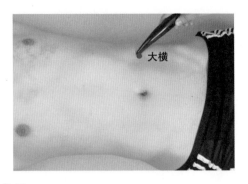

── 操作方法 ──

艾条温和灸，每穴 15 分钟，以局部红晕温热为度，每日 1 次，情绪不稳定时灸，诸症消失后巩固 2 ～ 3 次。

对症治疗

（1）腹痛伴泄泻加上巨虚，艾条温和灸，每穴 15 分钟，以局部红晕温热为度，每日 1 次。

（2）腹痛伴便秘加支沟，艾条温和灸，每穴 15 分钟，以局部红晕温热为度，每日 1 次。

【定位】

上巨虚：在小腿前外侧，犊鼻下 6 寸，距胫骨前缘约 1 横指，即足三里下 3 寸。

支沟：手背腕横纹上 3 寸，尺骨与桡骨之间。

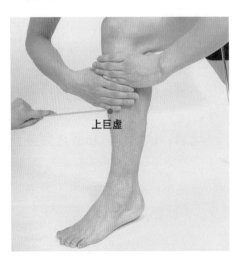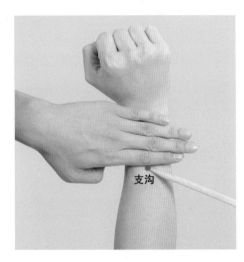

注意事项

（1）年轻女性腹痛应积极查找病因，以避免宫外孕破裂造成大出血危及生命。

（2）若患者有发热症状应在医生指导下配合药物治疗。

（3）施灸时要求避风寒保暖，寒证患者应尤其注意。

（4）饮食尽量清淡，忌食酸辣等刺激性及煎炸食物，不可暴饮暴食。

病例

王某，男，37岁。5年前开始觉得小腹有凉感，并逐渐加重，继则小腹作痛，缠绵不休。检查：面色淡白无华，小腹及手足清冷，舌淡少苔，脉沉细。证属下元虚冷。治当温补下元。乃取神阙、关元，施灸30分钟，患者自觉有温热感从体表直透腹里。灸治4次后小腹冷痛大减，7次后冷痛全消。又灸治3次以巩固疗效。半年后随访，一切正常。

偏　瘫

　　偏瘫是指同一侧上下肢、面肌和舌肌下部的运动障碍，多由急性脑血管疾病引起。表现为意识清醒，但上下肢不能协调运动，口齿不清，吞咽不利，关节强直，半身不遂，口眼㖞斜，口角流涎，手足麻木等。根据其特点的不同，一般分为实证和虚证。

实　证

症状

　　半身不遂，肢体强痉，口眼㖞斜，言语不利，伴有眩晕头胀痛，面红目赤，心烦易怒，口苦咽干，便秘尿黄；或伴有腹胀便秘，头晕目眩，口黏痰多，或午后面红、烦热等，舌红，苔黄厚或腻，脉弦滑有力。

治法

　　【选穴】合谷、外关、足三里、解溪、曲池。
　　【定位】
　　合谷：在手背第1、第2掌骨间，第2掌骨桡侧的中点。
　　外关：在前臂背侧，腕横纹上2寸，两骨之间凹陷处。
　　足三里：在小腿前外侧，犊鼻下3寸，距胫骨前缘约1横指。
　　解溪：在小腿与足背交界处的横纹中央凹陷处。
　　曲池：屈肘，肘横纹外侧端凹陷中。

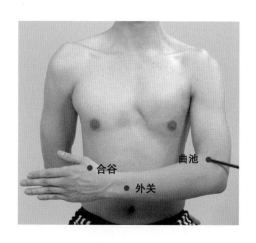

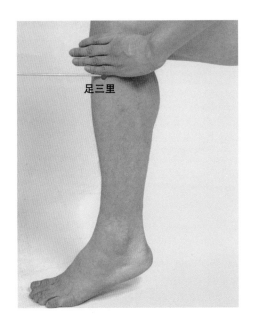

足三里

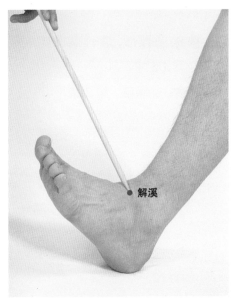

解溪

───────── 操作方法 ─────────

　　艾条雀啄灸，每穴 10 ～ 15 分钟，灸至局部红晕温热为度，每日 1 次，10 次为 1 个疗程，2 个疗程间休息 6 ～ 7 日，长期坚持施灸。

虚　证

症状

　　半身不遂，肢体瘫软，言语不利，口眼㖞斜，伴有面色苍白，气短乏力，偏身麻木，心悸自汗出；或伴有手足心热，肢体麻木，五心烦热，失眠，眩晕耳鸣等，舌淡，苔薄白或白腻，脉沉细或细缓。

治法

　　【选穴】阳陵泉、气海、脾俞、肾俞、百会。

　　【定位】

　　阳陵泉：在人体膝盖的斜下方，小腿外侧的腓骨小头稍前凹陷中。

　　气海：在腹部，前正中线上，脐

下 1.5 寸。

脾俞：在腰部，第 11 胸椎棘突下，两侧旁开 1.5 寸。

肾俞：在腰部，第 2 腰椎棘突下，两侧旁开 1.5 寸。

百会：在头顶部，正中线上，两耳尖连线中点，或前发际正中直上 5 寸。

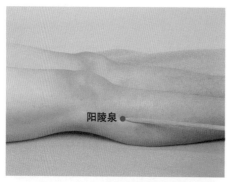

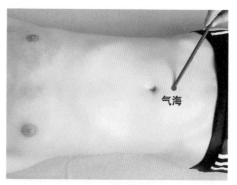

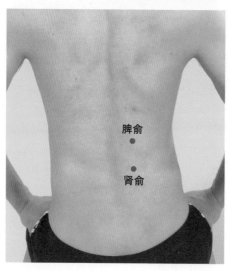

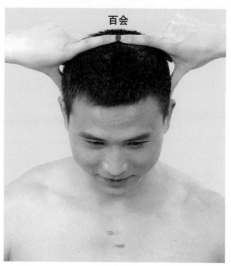

—————— 操作方法 ——————

脾俞、肾俞、气海用艾炷无瘢痕灸，将艾绒揉成黄豆大底部平整的圆锥状，直接放在穴位皮肤上点燃，待其将要燃尽皮肤有灼热感时移除，换下一个，一个艾炷算 1 壮，每穴 10 壮，余穴艾条温和灸，每穴 15 分钟，灸至局部红晕温热为度，每日 1 次，10 次为 1 个疗程，2 个疗程之间休息 6 ～ 7 天，长期坚持施灸。

对症治疗

偏瘫常伴有言语障碍、大小便失禁等症状，临床可以根据伴随症状加用以下方法。

（1）言语障碍加廉泉、哑门，艾条雀啄灸，每穴 10～15 分钟，灸至局部红晕温热为度，每日 1 次，10 次为 1 个疗程。

（2）小便失禁加次髎、大肠俞，艾条温和灸，每穴 15 分钟，灸至局部红晕温热为度，每日 1 次。

（3）大便失禁加命门、大肠俞，艾条温和灸，每穴 15 分钟，灸至局部红晕温热为度，每日 1 次。

【定位】

廉泉： 在颈部，前正中线上，喉结上方凹陷处。

哑门： 在项部，后正中线上，枕骨突出部凹陷处，后发际上 0.5 寸。

次髎： 在骶部，髂后上棘内下方，适对第 2 骶孔处。

命门： 在腰部，后正中线上第 2 腰椎棘突下凹陷处。

大肠俞： 在腰部，第 4 腰椎棘突下，两侧旁开 1.5 寸。

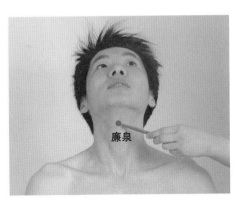

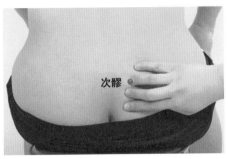

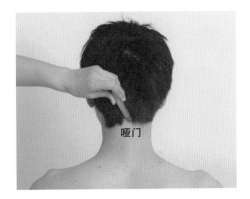

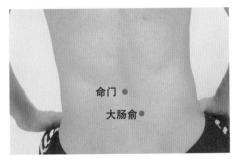

注意事项

（1）灸法仅适用于中风后遗症恢复期的治疗，若患者突然出现偏瘫，多为脑出血或脑梗死所致，应及时送往医院救治，以免延误病情。

（2）施灸时注意给患者保暖避寒，避免受寒加重病情。

（3）恢复期的患者，家人或陪护应鼓励其进行功能锻炼，树立恢复的信心。

病例

钱某，男，65岁。其家人述其有高血压病史十余年，今日起床时，感头晕、左侧肢体麻木、酸软无力，随即瘫倒在床边，但无意识障碍、失语和恶心呕吐，即送医院急救。查左侧上下肢肌力Ⅱ～Ⅲ级，伴口角歪斜。脑部CT显示：右侧丘脑部有1.41厘米×1.22厘米高密度区。首次治疗针灸并用，取合谷、曲池、颊车、足三里、丰隆、太冲，每次30分钟，治疗10次后，可以在拐杖帮助下独立行走。治疗30次后，痊愈出院。

面　瘫

面瘫分为周围性面瘫和中枢性面瘫。本病起病急骤，颜面向健侧歪斜，患侧肌肉松弛，额纹消失，眼睛闭合不全，鼻唇沟变浅或消失，口角下垂，不能做皱眉、露齿、鼓腮等动作。部分患者初起有耳后疼痛，还可出现患侧舌前味觉减退或消失。一般分为风寒外袭、风热阻络、气虚血瘀、痰浊内阻四型。

风寒外袭

症状

起病急，多在晨起起床后发现一侧口角歪斜，流口水不能自止，眼睑不能完全闭合，进食后易造成食物残留，不能鼓腮、吹口哨等，可伴有恶寒发热，颈项不舒，多在吹风、吹空调后发病，舌淡红，苔薄白，脉浮紧。

治法

【选穴】合谷、风池、翳风、颊车、太阳。

【定位】

合谷：在手背，第 1、第 2 掌骨间，第 2 掌骨桡侧的中点。

风池：在项部，枕骨下缘，胸锁乳突肌与斜方肌之间的凹陷处。

翳风：在耳垂根部后方，乳突与下颌角之间的凹陷处。

颊车：在面颊部，咬紧牙关时，咬肌隆起处。

太阳：在眉梢与目外眦之间，向后约 1 寸的凹陷中。

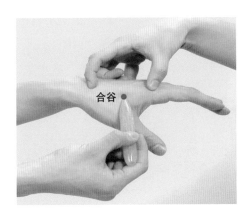

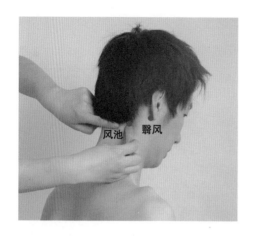

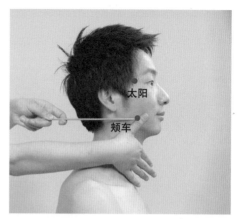

——— 操作方法 ———

艾条温和灸，每穴 15 分钟，灸至局部红晕温热为度，每日 1 次，10 次为
1 个疗程，灸至面瘫痊愈后，巩固 1 ～ 2 个疗程。

风热阻络

症状

多见于起病初期，多继发于风热
感冒、中耳炎、牙龈肿痛之后，一侧
口角歪斜，流口水不能自止，闭目不
全,不能鼓腮、吹口哨等,可伴有恶风、
头痛、咳嗽，舌红，苔薄黄，脉浮数。

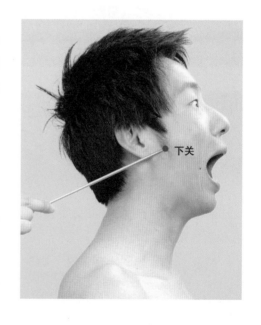

治法

【选穴】下关、曲池、阳白、地
仓、合谷。

【定位】

下关： 在面侧部，下颌切迹与颧
弓的凹陷处,张嘴时隆起,闭嘴时凹陷。

曲池：屈肘，肘横纹外侧端凹陷中。

阳白：在额头部，眼睛正视前方时，瞳孔正上方，距眉毛上缘 1 寸处。

地仓：在面部，眼睛正视前方时，嘴角外侧正对瞳孔处。

合谷：在手背，第 1、第 2 掌骨间，第 2 掌骨桡侧的中点。

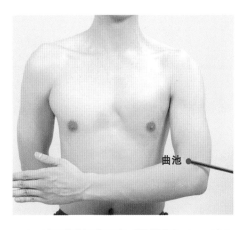

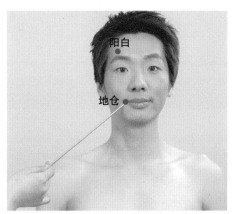

───── 操作方法 ─────

艾条雀啄灸，每穴 10 分钟，灸至局部红晕温热为度，每日 1 次，10 次为 1 个疗程，灸至面瘫痊愈后，巩固 1 ～ 2 个疗程。

气虚血瘀

症状

多见于恢复期及病程较长或外伤日久不愈的患者，症见口角歪斜，闭目露睛，伴有肢体困倦乏力，面色淡白或黧，头晕头痛，舌淡有瘀点，舌下络脉瘀黑，脉弦涩。

治法

【选穴】听会、阳白、颊车、足三里、血海。

【定位】

听会：在面部侧面，屏间切迹前（耳腔前突起的小软骨），下颌骨髁突的后缘，张口时凹陷处。

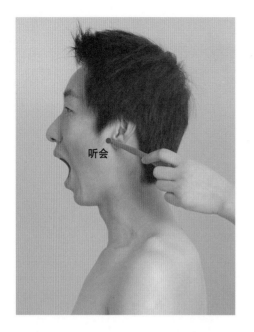

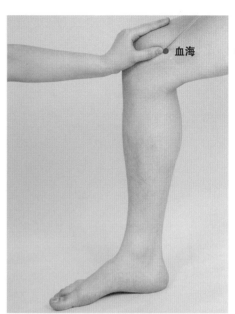

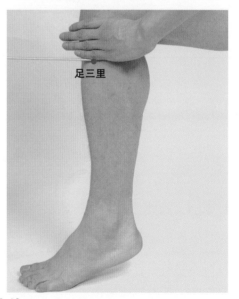

阳白：在额头部，眼睛正视前方时，瞳孔正上方，距眉毛上缘 1寸处。

颊车：在面颊部，当咬紧牙关时，咬肌隆起处。

足三里：小腿前外侧，犊鼻下 3寸，距胫骨前缘约 1 横指。

血海：大腿内侧，髌底内侧端上 2寸，股内侧肌隆起处。

———— 操作方法 ————

艾条温和灸，每穴 15 分钟，灸至局部红晕温热为度，每日 1 次，10 次为 1 个疗程，灸至面瘫痊愈后，巩固 1 ～ 2 个疗程。

痰浊内阻

 症状

颜面向健侧歪斜，患侧肌肉松弛，可见患侧额纹消失，眼睛闭合不全，鼻唇沟变浅或消失，口角下垂，不能做皱眉、露齿、鼓腮等动作，可伴有言语不利、舌强硬、舌歪斜等症，舌淡胖，苔白厚或腻，脉弦滑。

治法

【选穴】丰隆、阴陵泉、翳风、阳白、颊车。

【定位】

丰隆： 在小腿前外侧，外踝尖向上数 8 寸，距胫骨前缘 2 横指。

阴陵泉： 在小腿内侧，胫骨内侧髁后下方凹陷处。

翳风： 在耳垂根部后方，乳突与下颌角之间凹陷处。

阳白： 在额头部，眼睛正视前方时，瞳孔正上方，距眉毛上缘 1 寸处。

颊车： 在面颊部，咬紧牙关时，咬肌隆起处。

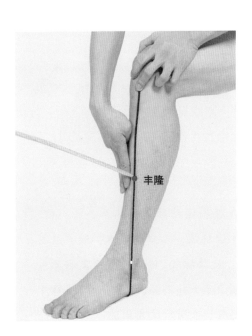

丰隆

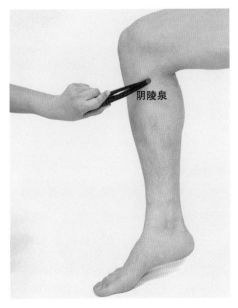

阴陵泉

—— 操作方法 ——

艾条温和灸，每穴 15 分钟，以局部红晕温热为度，每日 1 次，10 次为 1 个疗程，灸至面瘫痊愈后，巩固 1～2 个疗程。

对症治疗

面瘫常伴有感冒症状，可加大椎、肺俞，艾条雀啄灸，每穴 10 分钟，灸至局部红晕温热为度，每日 1 次，病愈即止。

【定位】

大椎：在后正中线上，第 7 颈椎棘突下凹陷处。

肺俞：在背部，第 3 胸椎棘突下，两侧旁开 1.5 寸。

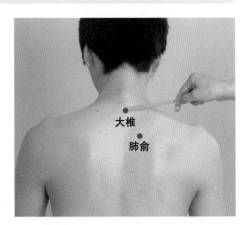

注意事项

（1）患者在 1 周内配合针刺治疗，效果更佳。

（2）面瘫患者若伴有语言功能下降、一侧或双侧肢体活动能力下降、行动较前迟缓，应及时送往医院诊治，以避免脑出血或者脑梗死等得不到及时治疗。

病例

牛某，男，56 岁。6 月 3 日当晚在激烈运动后觉闷热、多汗，便用空调直吹乘凉而睡，第 2 日醒后觉右耳后跳痛，右口角麻木，漱口流涎，右侧闭目露睛，右侧额纹及鼻唇沟消失，鼓腮漏气，遂到我院康复科治疗。考虑其为面瘫，风寒外袭证。治以针灸并用，平补平泻，局部取听会、颊车、太阳、下关等穴，经治疗，患者病情好转，1 周后康复出院。

自汗盗汗

自汗、盗汗是指全身或局部汗出异常，较正常量多。醒时汗出过多称为"自汗"；睡时汗出，醒后汗止称为"盗汗"。现代医学中的甲状腺功能亢进、自主神经功能紊乱、风湿热、结核病等所致的自汗、盗汗属于本病范畴。

肺脾气虚

以自汗为主，汗出量多且稀，以冷汗为主，短气乏力，动则气喘，四肢倦怠，食少，易便溏，舌淡白，脉细弱。

【选穴】阴郄、气海、复溜、肺俞、脾俞。

【定位】

阴郄：在前臂掌侧，尺侧腕屈肌肌腱的桡侧缘，腕横纹上0.5寸。

气海：在腹部，前正中线上，脐下1.5寸。

复溜：在小腿内侧，内踝与其后方的跟腱之间的凹陷，再向上2寸处。

肺俞：在背部，第3胸椎棘突下，两侧旁开1.5寸。

脾俞：在背部，第11胸椎棘突下，两侧旁开1.5寸。

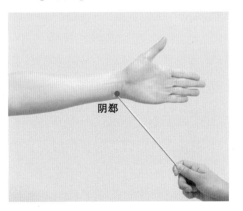

阴郄

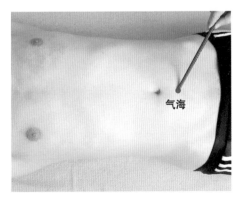

气海

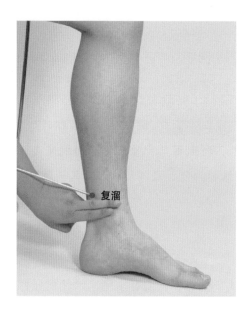

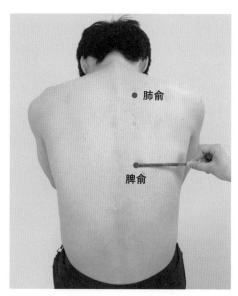

———— 操作方法 ————

　　艾条温和灸，每穴 15 分钟，灸至局部红晕温热为度，每日 1 次，10 次为
1 个疗程，自汗停止后可巩固 1 个疗程。灯火灸，只取阴郄穴，选取一根 3 ～ 4
厘米的灯心草，一端浸入植物油（麻油、香油）约 1 厘米长，操作者拇指与
食指捏住灯心草的上 1/3 处，点燃灯心草，将点燃的一端慢慢向穴位移动，待
火焰稍变大时，快速点在穴位上，可听见一声"啪啪"的爆碎声，则施灸完毕，
1 次 1 壮即可。

心胆气虚

　　自汗、盗汗均可出现，平时易心
神不定，易受惊吓，精神紧张时汗出
尤甚，可伴有心悸失眠，舌淡，脉细弦。

　　【选穴】关元、心俞、胆俞、阴郄。
　　【定位】

　　关元： 在腹部，前正中线上，脐
下 3 寸。

心俞: 在背部，第 5 胸椎棘突下，两侧旁开 1.5 寸。

胆俞: 在背部，第 10 胸椎棘突下，两侧旁开 1.5 寸。

阴郄: 在前臂掌侧，尺侧腕屈肌肌腱的桡侧缘，腕横纹上 0.5 寸。

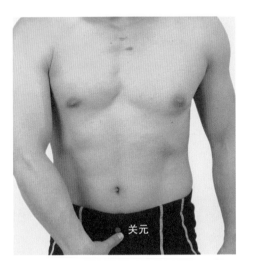

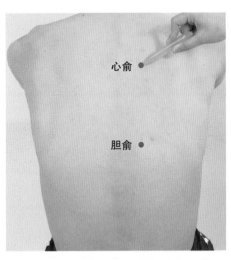

—— 操作方法 ——

艾条温和灸，每穴 15 分钟，灸至局部红晕温热为度，每日 1 次，灸至自觉症状消失为止。

对症治疗

自汗、盗汗常伴有心悸、失眠多梦、乏力等症状，临床可以根据伴随症状加用以下方法。

（1）心悸加内关、郄门，艾条温和灸，发作时灸，每穴 15 分钟，以局部红晕温热为度，每日 1 次。

（2）失眠多梦加神门、内关，艾条温和灸，每穴 10 分钟，以局部红晕温热为度，每日临睡前 1 小时灸 1 次。

（3）乏力加足三里、百会，艾条温和灸，每穴 20 分钟，以局部红晕温热为度，每日 1 次，可不定期施灸。

【定位】

内关: 在前臂内侧，腕横纹上 2 寸，掌长肌腱与桡侧腕屈肌腱之间。

郄门: 仰掌，微屈腕，在腕横纹

上5寸。

神门：在腕部，腕掌侧横纹尺侧端，尺侧腕屈肌的桡侧凹陷处。

足三里：在小腿前外侧，犊鼻下3寸，距胫骨前缘约1横指。

百会：在头顶部，正中线上，两耳尖连线中点，或前发际正中直上5寸。

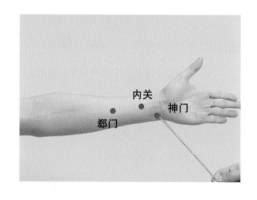

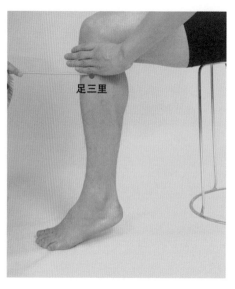

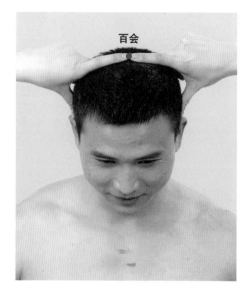

注意事项

（1）保持充足睡眠，适度运动，避免过度劳累。

（2）合理膳食，多食富含蛋白质的食物，忌食酸辣等刺激性及煎炸食物。

（3）可配合服用益气固表（党参、怀山药等）、滋阴降火（知母、生地黄等）等中药内服，以提高疗效。

（4）出汗多者，需经常更换内衣，保持衣物干燥，并注意保暖，避免汗出当风。

病例

　　邱某，男，43岁。患者项部自汗，每日汗出淋漓不止，频频擦汗，深感难受。项部为太阳经脉所过，长期汗出，为经气向上冲逆，持久不愈，必致虚损。取阴郄、气海、复溜、肺俞、脾俞，针刺后加艾灸，每次30分钟，治疗5次后，患者汗出量较前大为减少。治疗3个疗程后，自汗基本消失，疲劳时偶有出现，但休息过后停止。

水 肿

　　水肿，是体内水液滞留，泛滥肌肤，以头面、眼睑、四肢、腹背，甚全身肿胀为特征的一类病证。水肿的病因有风邪袭表、疮毒内犯、外感水湿、饮食不节及禀赋不足、久病劳倦。其基本病机为肺失通调、脾失转输、肾失开阖、三焦气化不利。现代医学中的急慢性肾小球肾炎、肾病综合征、继发性肾小球疾病等均属本病范围。一般分为实证、虚证。

实 证

症状

　　眼睑水肿，继则四肢及全身皆肿，皮肤按之凹陷，来势较急，可伴有恶寒、发热、咽喉肿痛、肢节酸重、小便不利或身体困重，胸闷，胃口差，恶心欲吐等症状，舌淡红，苔薄白，脉滑紧或数。

治法

　　【选穴】肺俞、三焦俞、水分、阴陵泉。

　　【定位】

　　肺俞：在背部，第3胸椎棘突下，两侧旁开1.5寸。

　　三焦俞：在背部，第1腰椎棘突下，两侧旁开1.5寸。

　　水分：在上腹部，前正中线上，脐上1寸处。

　　阴陵泉：在小腿内侧，胫骨内侧髁后下方凹陷处。

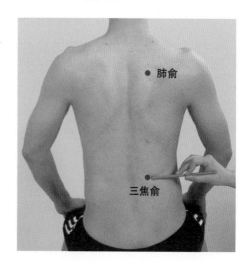

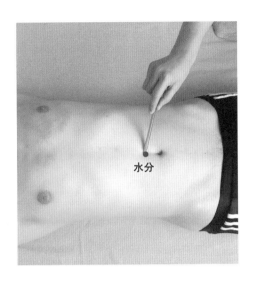

水分

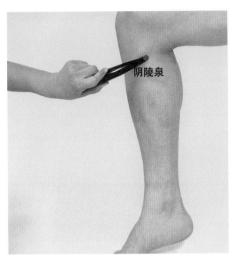

阴陵泉

—— 操作方法 ——

艾炷隔姜灸，用半截橄榄大小艾炷，每穴 10 壮，皮肤有灼热感时移除，每日或隔日 1 次，10 次为 1 个疗程。

虚　证

症状

身肿，腰以下为甚，按之凹陷不易恢复，小便短少，面色萎黄，胃口差，大便质稀，伴有神疲肢冷，脘腹胀闷，或有不自主心跳加快、气促、腰部冷痛酸重，面色苍白或灰黯，舌淡，苔白腻，脉沉缓或沉弱。

治法

【选穴】关元、气海、命门、脾俞。

【定位】

关元：在腹部，前正中线上，脐下 3 寸。

气海：在腹部，前正中线上，脐下 1.5 寸。

命门：在腰部，后正中线上第 2 腰椎棘突下凹陷处。

脾俞：在背部，第 11 胸椎棘突下，两侧旁开 1.5 寸。

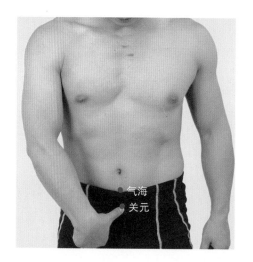
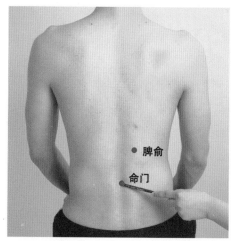

────── **操作方法** ──────

　　艾炷隔姜灸，半截橄榄大小艾炷，每穴9壮，灸至局部红晕温热为度，每日或隔日1次，10次为1个疗程，需要坚持长期多疗程治疗。

对症治疗

　　常伴有小便不利、胸闷恶心等症状，临床可以根据伴随症状加用以下方法。

　　（1）小便不利加膀胱俞、中极，艾条温和灸，每穴15分钟，以局部红晕温热为度，每日1次。

　　（2）胸闷恶心加内关、中脘，艾条温和灸，每穴15分钟，以局部红晕温热为度，每日1次。

　　【定位】

　　膀胱俞： 在骶部，骶正中嵴旁1.5寸，平第2骶孔。

　　中极： 在腹部，前正中线上，脐下4寸。

　　中脘： 在腹部，前正中线上，脐上4寸。

　　内关： 在前臂内侧，腕横纹上2寸，掌长肌腱与桡侧腕屈肌腱之间。

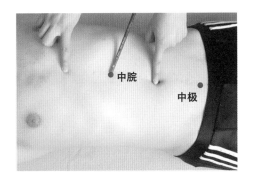

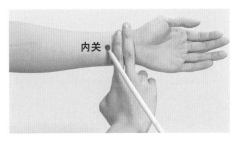

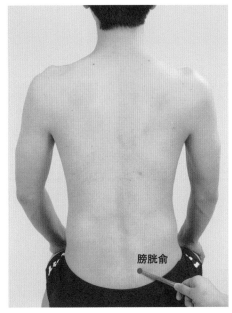

注意事项

（1）施灸期间配合适量运动，采用穴位按摩的方法可以帮助机体水液代谢。

（2）配合内服中药效果更好。

病例

　　梅某，男，成年。患病日久，全身及阴囊水肿，小便短少，轻度腹水，咳喘，头痛失眠，左半身麻木，肝区疼痛及压痛，身柱穴压痛（＋），左右膏肓穴压痛（＋＋）。重灸左右膏肓穴1小时，灸第3次时，觉脐下热气团上升，小便增多，水肿及各症均减轻，4～6次后，气流已达两肩，10次后热流上至头顶，16次后当脐下热气团一出现热感即上下奔腾，全身温暖，腹中做响，不断排气，各种症状进一步减轻。续灸10次以巩固疗效。

第三章

艾灸治疗
外科疾病

颈椎病

颈椎病又称颈椎综合征，是由于颈部长期劳损，颈椎及其周围软组织发生病理改变或骨质增生等，导致颈神经根、颈部脊髓、椎动脉及交感神经受到压迫或刺激而引起的一组复杂的症候群。多因风寒、外伤、劳损等因素造成，一般出现颈僵，活动受限，一侧或两侧颈、肩、臂出现放射性疼痛，头痛头晕，肩、臂、指麻木，胸闷心悸等症状。根据临床症状可分为寒湿阻络、血瘀阻络两型。

寒湿阻络

症状

头痛，后枕部疼痛，颈项强硬，转侧不利，一侧或两侧肩背与手指麻木酸痛，或头痛牵涉至上背痛，颈肩部畏寒喜热，颈椎旁有时可以触及肿胀结节，舌淡，苔白，脉弦紧。

治法

【选穴】风池、大椎、肩中俞、风门。

【定位】

风池：在项部，枕骨下缘，胸锁乳突肌与斜方肌之间的凹陷处。

大椎：在后正中线上，第7颈椎棘突下凹陷中。

肩中俞：在背部，第7颈椎棘突下凹陷中，两侧旁开2寸。

风门：在背部，第2胸椎棘突下，两侧旁开1.5寸。

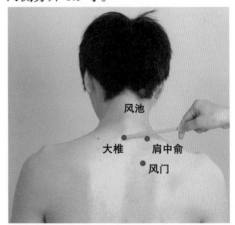

操作方法

艾条温和灸，每穴15分钟，灸至穴位红晕温热为度，每日1次，灸后配

合颈部按摩，10 次为 1 个疗程，平时可以保健施灸以放松颈部肌肉，改善血液循环。

血瘀阻络

症状

头昏，眩晕，倦怠乏力，颈部酸痛，或双肩疼痛，视物模糊，食欲不振，面色无华，或伴有胸闷心悸，舌黯，可见瘀点，苔白，脉弦涩。

治法

【选穴】膈俞、百会、阿是穴、风池、肩中俞。

【定位】

膈俞： 在背部，第 7 胸椎棘突下，两侧旁开 1.5 寸。

百会： 在头顶部，正中线上，两耳尖连线中点，或前发际正中直上 5 寸。

阿是穴： 颈部疼痛僵硬处。

风池： 在项部，枕骨下缘，胸锁乳突肌与斜方肌之间的凹陷处。

肩中俞： 在背部，第 7 颈椎棘突下，两侧旁开 2 寸。

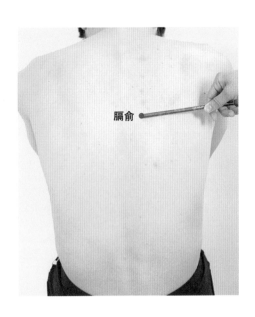

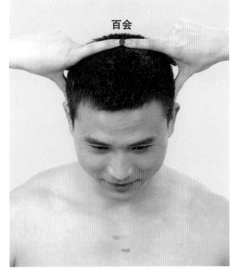

──────────────── 操作方法 ────────────────

艾条温和灸或用艾条雀啄灸，每穴 15 分钟，灸至局部红晕温热为度，每日 1 次，10 次为 1 个疗程，平时可间隔数天保健施灸。

对症治疗

颈椎病常伴有眩晕、上肢麻木等症状，临床可以根据伴随症状加用以下方法。

（1）眩晕加翳风，艾条温和灸，每穴 15 分钟，以穴位温热红晕为度，每日 1 次。

（2）上肢麻木加肩井，艾条温和灸，每穴 15 分钟，以穴位温热红晕为度，每日 1 次。

【定位】

翳风：耳垂根部后方，乳突与下颌角之间凹陷处。

肩井：大椎穴（即低头时颈背最突起的骨头下凹陷处）与肩峰连线中点。

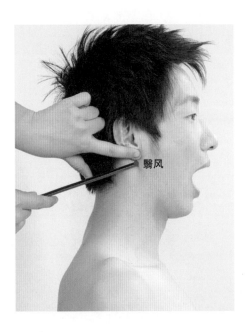

翳风

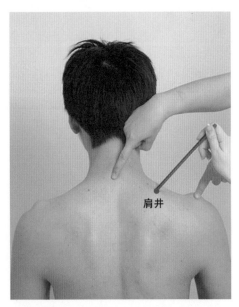

肩井

注意事项

（1）平时注意保护颈部，避免长时间连续工作，每工作 1 小时休息 10 分钟，或者做颈部保健操、按摩以放松颈部肌肉。

（2）可配合中药外敷颈部，以刺激局部血液循环，放松颈部。

病例

袁某，女61岁。主诉：右颈肩部疼痛1月余。颈椎张口正侧位双斜位X线片显示：C_4颈椎滑脱。片中患椎向后滑脱约2毫米，同时椎间隙变窄，环齿关节间隙不均匀，左侧比右侧窄2毫米。曾做过针灸、推拿、牵引治疗等，治疗后疼痛减轻。但近日疼痛复发，遂来诊。检查：其颈椎滑脱已复位，但颈部肌肉僵硬，活动受限，第4颈椎横突处有压痛。遂予针灸治疗，取阿是穴、风池、肩中俞、肩井、肺俞，治疗1次后颈项疼痛、僵硬大为减轻，治疗1周后，症状消失，嘱其平时颈部劳累时灸阿是穴、风池、肩井等穴。

落 枕

落枕是因睡眠姿势不当或睡时受风寒侵袭造成颈部经络阻滞、气血失畅、筋脉拘紧而强痛的一种肌肉痉挛疾病。

临床表现为急性颈部肌肉痉挛、强直、酸胀、疼痛，头颈转动障碍，严重者疼痛牵引至患侧背部及上肢。轻者可自行痊愈，重者能迁延数周。可因劳累过度、睡眠时头颈部位置不当、枕头高低软硬不适，使颈部肌肉长时间处于过度伸展或紧张状态，引起颈部肌肉静力性损伤或痉挛；也可因风、寒、湿邪侵袭，或因外力袭击，或因肩扛重物等导致。一般分为风寒阻络和气滞血瘀两型。

风寒阻络

症状

晨起出现颈项、肩背部疼痛、僵硬不适，可伴有向同侧上肢放射，俯仰转侧受限，尤以旋转后仰为甚，头歪向健侧，肌肉痉挛酸胀疼痛，局部压痛，可伴有恶寒，头晕，精神疲倦，口淡不渴，舌淡红，苔薄白，脉浮紧。

治法

【选穴】阿是穴、外劳宫、后溪、悬钟、大杼。

【定位】

阿是穴：即疼痛处。

外劳宫：在手背部，食指与中指根部之间的凹陷处。

后溪：在手掌边缘，小指同侧，远侧掌横纹头赤白肉际处。

悬钟：在小腿外侧，外踝尖上3寸，腓骨前缘。

大杼：在背部，第1胸椎棘突下，旁开1.5寸。

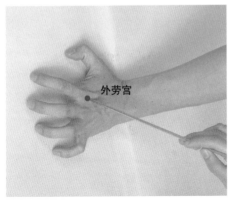
外劳宫

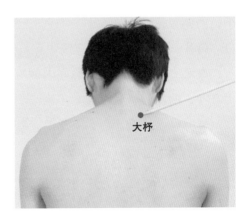
大杼

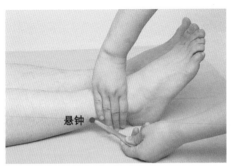
悬钟

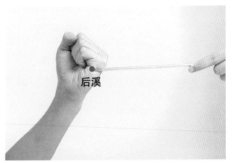
后溪

—————— 操作方法 ——————

艾条雀啄灸，每穴 15 分钟以上，灸至局部红晕温热为度，每日 1 次，病愈即止。

气滞血瘀

症状

症状反复发作，颈项、肩背部疼痛、僵硬不适部位固定，转动不利，肌肉痉挛酸胀，多在劳累、睡眠姿势不当后发作，舌黯，可见瘀点，苔白，脉弦涩。

治法

【选穴】阿是穴、肩中俞、血海、气海。

【定位】

阿是穴：即疼痛处。

肩中俞：在肩部，第 7 颈椎棘突下，两侧旁开 2 寸。

肩井： 大椎穴与肩峰连线中点。

血海： 在大腿内侧，髌底内侧端上 2 寸，股内侧肌隆起处。

气海： 在腹部，前正中线上，脐下 1.5 寸。

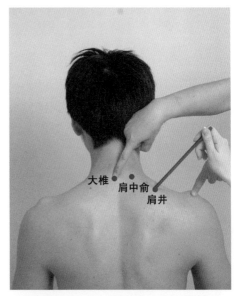

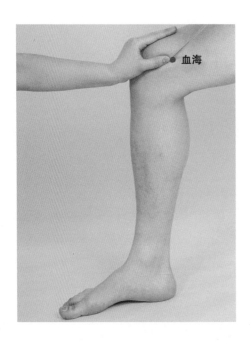

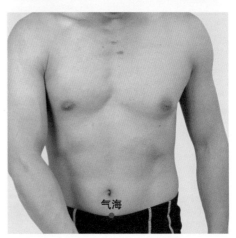

—— 操作方法 ——

艾炷隔姜灸，将生姜切成 2 毫米厚的生姜片，然后在生姜片上扎出 10 个以上分布均匀的小孔，上置如黄豆大小艾炷，点燃艾炷，待其将要燃尽皮肤有灼热感时移除，每穴 5 ～ 7 壮，灸至局部红晕温热为度，每日或隔日 1 次，症状消失后巩固 1 ～ 2 次。

对症治疗

落枕常伴有恶寒、头痛等症状，可加合谷、外关，艾条温和灸，每穴15分钟，以局部红晕温热为度，每日1次，病愈即止。

【定位】

合谷: 在手背，第1、第2掌骨间，当第2掌骨桡侧的中点处。

外关: 在前臂背侧，腕横纹上2寸，两骨之间凹陷处。

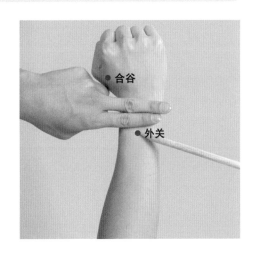

注意事项

（1）治疗期间注意疼痛部位应避风寒，调整好睡眠姿势以防加剧疼痛。

（2）可用热水袋或热毛巾热敷患处，缓解疼痛。

（3）可配合局部按摩，改善局部循环。

病例

袁某，男，36岁。主诉：颈项偏右侧疼痛两日。现病史：昨晨起床时，发现头不能向左右旋转，第7颈椎至第3胸椎偏向右侧的肌肉酸痛，伴有全身不适。服用止痛药疼痛不减，而来针灸治疗。检查：大椎、身柱、肩外俞压痛明显。头不能向左侧转动，右肩胛骨内缘轻度水肿，颈椎、胸椎端正，未见塌陷、外突或向左右倾斜，苔白，脉弦数。诊断：落枕。治则：舒筋活络，通经脉，止痛。选穴：阿是穴（大椎、身柱、肩外俞），左肩井、肩中俞、悬钟。灸法：取俯卧位，先用艾条灸大椎穴20分钟，再取右侧卧位，灸左侧悬钟、肩井穴各20分钟，头颈左右旋转自如同前。

肩周炎

肩周炎又称肩关节周围炎，是肩关节周围软组织（肌肉、肌腱、关节囊、韧带等）的一种慢性非特异性炎症性疾病。本病多发于 50 岁左右的中年人，故又称"五十肩"。早期以肩部疼痛为主，夜间加重，并伴有发凉、僵硬的感觉；后期病变组织会有粘连，且会并发功能障碍。一般分为风寒阻络和气血瘀滞两型。

风寒阻络

肩部疼痛，痛牵肩背、颈项，关节活动轻度受限，恶风畏寒，复感风寒则疼痛加剧，得温则痛减，或伴有头晕、耳鸣，舌淡红，苔薄白，脉浮紧。

治法

【选穴】外关、中渚、肩髃、臂臑、肩贞。

【定位】

外关：在前臂背侧，腕横纹上 2 寸，两骨之间凹陷处。

中渚：在手背部，无名指本节的后方，第 4、第 5 掌骨间凹陷处。

肩髃：在肩部，举上臂外展或向前平伸时，肩峰前下方凹陷处。

臂臑：在臂外侧，三角肌的止点处。

肩贞：在肩部，位于肩关节后下方，上臂内收时，腋后纹头上 1 寸。

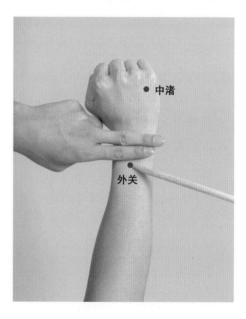

中渚

外关

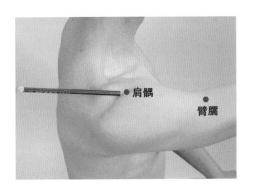
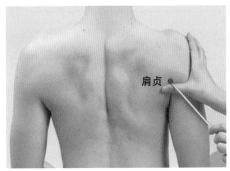

———— 操作方法 ————

艾炷隔姜灸，用黄豆大小艾炷，每穴9壮，灸至局部红晕温热为度，每日或隔日1次，10次为1个疗程，应长期施灸直至症状控制后可以不拘时保健灸。

气血瘀滞

症状

肩部疼痛，痛势较剧烈，痛如针刺，痛处固定不移，以夜间为重，肩关节活动受限较明显，局部肿胀、青紫，舌黯，可见瘀点，苔白，脉弦涩。

治法

【选穴】手三里、肩髃、肩贞、臂臑、外关。

【定位】

手三里：在前臂，屈肘时，肘横纹下2寸，肌肉之间凹陷处。

肩髃：在肩部，举上臂外展或向前平伸时，肩峰前下方凹陷处。

肩贞：在肩部，位于肩关节后下方，上臂内收时，腋后纹头上1寸。

臂臑：在臂外侧，三角肌的止点处。

外关：在前臂背侧，腕横纹上2寸，两骨之间凹陷处。

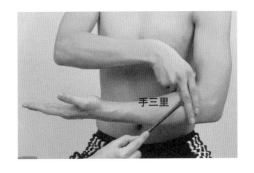

—— 操作方法 ——

艾炷隔姜灸，半截橄榄大小艾炷，每穴 9 壮，每日或隔日 1 次，10 次为 1 个疗程，坚持施灸直至症状消失后可以不拘时保健灸。或用艾条温和灸，每穴 15 分钟，灸至局部红晕温热为度，每日 1 次，10 次为 1 个疗程。

对症治疗

肩周炎常伴有恶风寒等症状，可加大椎、风门，艾条温和灸，每穴 15 分钟，灸至局部红晕温热为度，每日 1 次，症状消失即止。

【定位】

大椎：在后正中线上，第 7 颈椎棘突下凹陷中。

风门：在背部，第 2 胸椎棘突下，两侧旁开 1.5 寸。

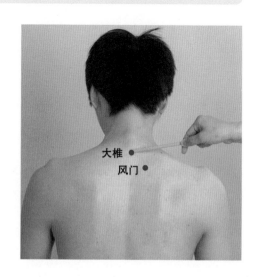

注意事项

（1）治疗期间注意保暖，尤其是患肢的保暖，避免风、寒、湿内侵。

（2）疼痛不明显时可进行适量运动，进行功能锻炼，促进局部血液循环，加快炎症物质的代谢。

（3）配合热敷或中药外敷，可活血通络、祛寒除湿。

（4）对组织粘连、肌肉萎缩者，可结合推拿治疗，以提高疗效。

（5）本病治疗前必须明确诊断，排除肩关节结核、肿瘤、骨折、脱臼等疾病。

病例

贾某，女，53岁。4个月前右肩开始发凉、酸痛，后逐渐加重，尤其晚上疼痛更甚，影响睡眠，活动受限，不能梳头、穿衣，曾做按摩治疗20余次，理疗10余次，强的松龙封闭6次，疗效不明显，纳差，舌红苔白腻，脉沉。诊断为肩周炎。治法：将艾绒与中药粉装在温灸器内点燃后，固定在肩部压痛点明显的穴位上施灸，垫纱布数十层，避免温灸器过热烫伤皮肤。取穴肩贞、臑俞、肩髃、肩井、臂臑，每次选3～4个穴位，每次灸30分钟，10次为1个疗程。经5次灸治，疼痛明显减轻，2个疗程后痛止，活动自如。

网球肘

网球肘，中医称为"肘劳"，多因长时间反复地屈伸腕关节和前臂旋前、旋后活动过度所致。本病多见于网球、乒乓球运动员，以及钳工、木工、泥水工等特殊工种人员。

临床表现为肘关节外侧肿胀疼痛，手臂无力，前臂与腕关节做屈伸或旋转动作时疼痛明显加剧。

症状

肘关节外侧部疼痛，旋转肘关节或腕关节时疼痛尤其明显，手臂无力，可伴有红肿、发热、恶寒等。

治法

【选穴】阿是穴、肘髎、手三里。

【定位】

阿是穴： 即肘关节疼痛最明显处。

肘髎： 在臂外侧，屈肘时，肘横纹头向外上方1.5寸，肱骨边缘处。

手三里： 在前臂，屈肘时，肘横纹下2寸，肌肉之间凹陷处。

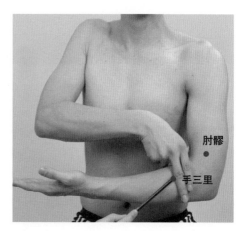

操作方法

艾条实按灸，每穴6~8次，灸至局部红晕灼热为度，每日1次，10次为1个疗程，可配合局部按摩以及清热活血药外敷。

对症治疗

网球肘常伴有恶寒症状，可加风门、风池，艾条温和灸，每穴15分钟，灸至局部红晕灼热为度，每日1次。

【定位】

风门：在背部，第 2 胸椎棘突下，旁开 1.5 寸。

风池：在项部，枕骨下缘，胸锁乳突肌与斜方肌之间的凹陷处。

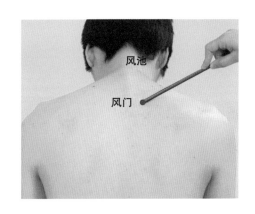

注意事项

（1）施灸期间患处保暖，避免接触冷水及过度运动。

（2）有条件者可配合针灸推拿治疗，促进恢复。

（3）避免食用海鲜发物及刺激性、煎炸食物。

病例

　　沈某，男，42 岁，肘尖部疼痛，手臂活动受限 3 个月前来就诊。在肘尖压痛点、肘髎、手三里处实按灸，每穴 6 次，治疗 2 个月后痊愈。

扭　伤

扭伤是局部肌肉、韧带、筋膜等软组织因外力作用突然受到过度牵拉、撞击而造成的急性撕裂损伤，常发生于关节及关节周围软组织，当肢体体位不当时用力，或长期从事高强度劳动或运动时更易发生。临床表现为扭伤部位肿胀疼痛，有压痛，关节屈伸不利，活动受限。

症状

一般有急性扭挫伤史，局部肿胀疼痛，按压有疼痛，关节屈伸不利，活动受限。可因外感风寒而反复发作，严重者舌质可见颜色紫黯。

治法

【选穴】

（1）颈部扭伤：风池、肩中俞、后溪、阿是穴。

（2）肩部扭伤：肩井、肩髃、肩贞、肩髎、阿是穴。

（3）肘部扭伤：肘髎、曲池、尺泽、阿是穴。

（4）腕部扭伤：阳池、养老、中渚、阿是穴。

（5）指（趾）部扭伤：阿是穴。

（6）腰部扭伤：志室、腰阳关、委中、后溪、阿是穴。

（7）踝部扭伤：昆仑、解溪、丘墟、阿是穴。

【定位】

阿是穴：即疼痛处。

风池：在项部，枕骨下缘，胸锁乳突肌与斜方肌之间的凹陷处。

肩中俞：在背部，第7颈椎棘突下凹陷中，两侧旁开2寸。

肩井：大椎穴与肩峰连线中点。

肩贞：在肩部，位于肩关节后下

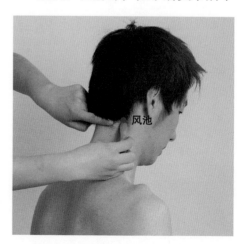

风池

方，上臂内收时，腋后纹头上 1 寸。

肩髃：在肩部，举上臂外展或向前平伸时，肩峰前下方肌肉凹陷处。

肩髎：在肩部，肩关节外展时肩峰后下方凹陷处。

后溪：在手掌边缘，小指同侧，远侧掌横纹头赤白肉际处。

尺泽：在肘横纹中，肱二头肌腱桡侧缘。

解溪：在小腿与足背交界处的横纹中央凹陷处。

丘墟：在足外踝的前下方，趾长伸肌腱的外侧凹陷处。

昆仑：在踝关节外侧后方，外踝尖与足跟腱之间的凹陷处。

中渚：在手背部，无名指本节的后方，第 4、第 5 掌骨间凹陷处。

阳池：在腕背横纹上，指伸肌腱的尺侧缘凹陷处。

养老：在前臂背侧近腕关节处，有一突起的半圆形骨，其内侧缘凹陷处即是。

志室：在腰部，第 2 腰椎棘突下，旁开 3 寸。

腰阳关：在腰部，第 4 腰椎棘突下凹陷处。

委中：在腘横纹中点处。

肘髎：在臂外侧，屈肘时，肘横纹头向外上方 1.5 寸，肱骨边缘处。

曲池：屈肘，肘横纹外侧端凹陷中。

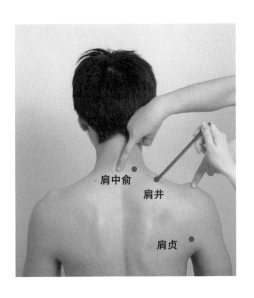

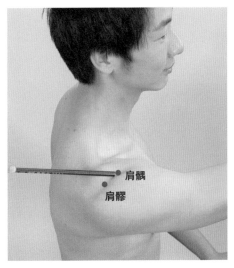

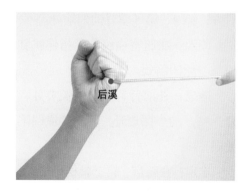

后溪

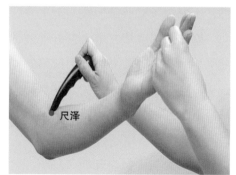

尺泽

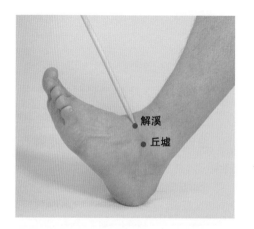

解溪

丘墟

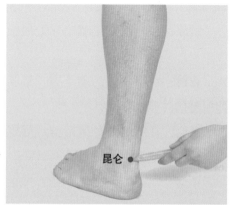

昆仑

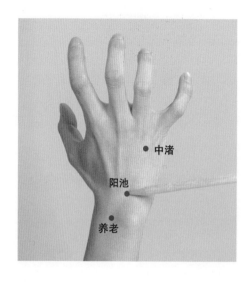

中渚

阳池

养老

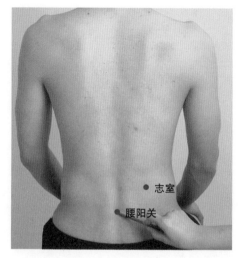

志室

腰阳关

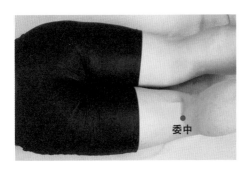
委中

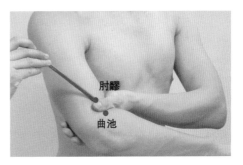
肘髎
曲池

———————— 操作方法 ————————

艾条温和灸，每穴 15 分钟，以局部红晕灼热为度，每日 1 次，10 次为 1 个疗程。

注意事项

（1）所有灸疗须在损伤 12 小时以后方可进行。

（2）若患者扭伤，应立即局部降温处理，如冰敷或用冷水冲敷患部，艾灸应在扭伤 12 小时以后使用，此时疗效最好，否则会加重病情。

（3）患者应在基本痊愈时积极进行功能锻炼或局部按摩，避免韧带愈合时粘连不当影响肢体功能。

（4）扭伤时间较长，迁延不愈者应注意保暖，避免感受风寒湿邪。

（5）扭伤严重或经久不愈者，可配合内服中药治疗。

病例

朱某，男，26 岁。一日前因打篮球时脚踝扭伤，外踝处立即肿胀，疼痛剧烈，当时用冰块外敷，疼痛肿胀稍微减轻，遂来就诊。经查：患者踝关节内外侧均有明显肿胀，以外踝较为严重，活动受限，患处压痛且有瘀血。诊断：踝关节扭伤。治疗：以局部围刺加艾灸局部 40 分钟。治疗结束，患者即感觉踝关节疼痛肿胀感明显减轻，活动幅度增大，遂嘱患者自购艾条自灸患处及周围穴位，每日 3 次，每次 30 分钟，1 周后复查，患处仍有少许疼痛，但功能活动基本恢复正常。

慢性腰痛

慢性腰痛主要是指腰背、腰骶、骶髂部肌肉、筋膜、韧带等软组织的慢性损伤而引起的疼痛。临床表现为长期、反复发作的腰背疼痛，时轻时重；劳累负重后加剧，卧床休息后减轻；阴雨天加重，晴天减轻。腰腿活动无明显障碍，但部分患者伴有脊柱侧弯、腰肌痉挛、下肢有牵涉痛等症状。一般分为风寒湿困、肾气亏虚、气滞血瘀三型。

风寒湿困

症状

腰冷痛伴有沉重感，侧转不利，虽经卧床休息，症状也不减轻，天气变化症状加重，腰部热敷后感到舒适，舌淡红，苔薄白或腻，脉弦滑或紧。

治法

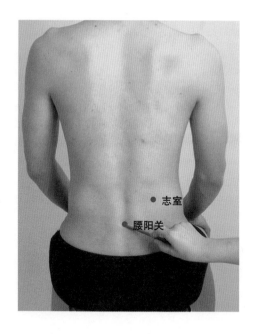

【选穴】腰阳关、志室、关元、委中。

【定位】

腰阳关： 在腰部，第4腰椎棘突下凹陷处。

志室： 在腰部，第2腰椎棘突下，旁开3寸。

关元： 在腹部，前正中线上，脐下3寸。

委中： 在腘横纹中点处。

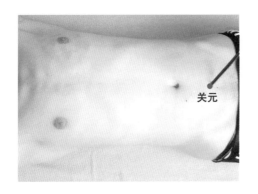

关元

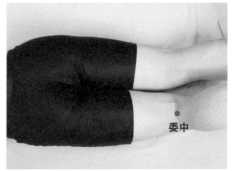

委中

—————— 操作方法 ——————

　　艾炷隔姜灸，用黄豆大艾炷，每穴 5～7 壮，灸至局部灼热红晕，每日或隔日 1 次，10 次为 1 个疗程，可根据自身情况安排疗程，亦可在天气变化时保健灸。

肾气亏虚

　　腰痛酸软无力，朝轻暮重，劳累加重，休息缓解，腰部捶、按后感觉舒适，可伴有耳鸣，头发早脱，五心烦热，肢体乏力，舌红，苔少，脉细弱或数。

治法

　　【选穴】太溪、然谷、肾俞、命门、关元。

【定位】

　　太溪：在足内侧，内踝后方，内踝尖与跟腱的凹陷处。

　　然谷：在足内侧缘，足舟骨粗隆下方赤白肉际处。

　　肾俞：在腰部，第 2 腰椎棘突下，两侧旁开 1.5 寸。

　　命门：在腰部，后正中线上第 2 腰椎棘突下凹陷处。

　　关元：在腹部，前正中线上，脐下 3 寸。

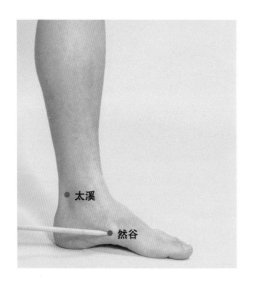
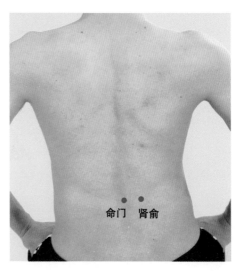

—————————— 操作方法 ——————————

　　艾炷无瘢痕灸，用黄豆大艾炷，每穴 10 壮，每灸完 1 壮即按压所灸穴位 1 次，每日 1 次，10 次为 1 个疗程，灸至腰痛好转为止，平时可保健灸。

气滞血瘀

症状

　　腰胀痛或刺痛，痛处固定不移，以夜间为甚，局部肿胀、青紫，怕按，俯仰转侧受限，多有外伤史，舌黯，可见瘀点，苔白，脉弦涩。

治法

　　【选穴】膈俞、阿是穴、肾俞、腰阳关。

　　【定位】

　　膈俞：在背部，第 7 胸椎棘突下，

两侧旁开 1.5 寸。

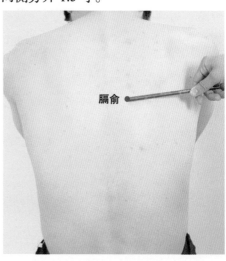

阿是穴： 即疼痛部位。

肾俞： 在腰部，第2腰椎棘突下，两侧旁开1.5寸。

腰阳关： 在腰部，第4腰椎棘突下凹陷处。

────── 操作方法 ──────

艾炷隔姜灸，用半截橄榄大艾炷，每穴5~7壮，每日或隔日1次，10次为1个疗程，灸至腰痛消失为止。

对症治疗

常伴有畏寒、乏力、阳痿、早泄等症状，临床可以根据伴随症状加用以下方法。

（1）畏寒、乏力加神阙、气海，艾条温和灸，每穴15分钟，以局部红晕灼热为度，每日1次。

（2）阳痿、早泄加涌泉、三阴交、气海，艾条温和灸，每穴15分钟，以局部红晕灼热为度，每日1次。

【定位】

神阙： 在腹部，前正中线上，肚脐凹陷处。

气海： 在腹部，前正中线上，脐下1.5寸。

涌泉： 在足底部，卷足时前部凹陷处，足第2、3趾趾缝纹头端与足跟连线的前1/3与后2/3交点上。

三阴交： 在小腿内侧，足内踝尖上3寸，胫骨内侧后方。

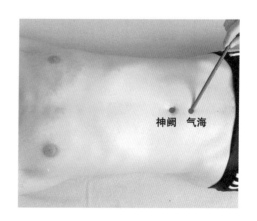

神阙　气海

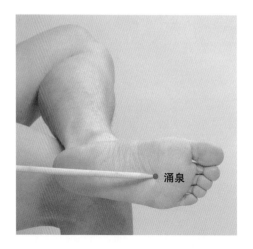

涌泉

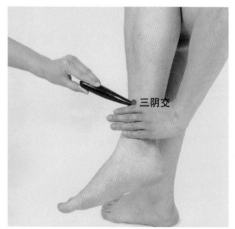

三阴交

注意事项

（1）施灸期间保持充足睡眠，避免久坐、过度运动。

（2）平时可进行局部按摩和腰部伸展锻炼，防止腰部肌肉痉挛。

（3）合理饮食，可配合食疗，多食补气血的食物，忌食酸辣等刺激性及煎炸食物。

病例

路某，男，55岁。素有腰痛，近期发作较为频繁，且症状加剧，此次发作已1周，患部疼痛酸胀不适，阴雨天尤为明显，影响日常起居。将5厘米左右的艾条4段，装入自制的艾灸盒内，置于肾俞、志室穴位置处点燃熏灸，每日1次，每次灸约半小时。10次后症状消失，半年后随访，腰痛未再发。

风湿性关节炎

风湿性关节炎是一种以关节病变为主要特征的慢性、全身性、免疫系统异常的疾病。早期有游走性的关节疼痛、肿胀和功能障碍，晚期则出现关节僵硬、畸形，肌肉萎缩和功能丧失。本病起病缓慢，前期有反复的上呼吸道感染史，而后先有单个关节疼痛，然后发展成多个关节疼痛；病变常从四肢远端的小关节开始，且左右基本对称；病程大多迁延多年，在进程中有多次缓解和复发交替的特点，有时缓解期可持续很长时间。中医学认为，本病属于痹证范畴。一般分为风证、寒证、湿证及热证四型。

风　证

肢体关节疼痛，游走不定，发病初期肢节又红又肿，屈伸不利，或恶风，或恶寒，舌红，苔白微厚，脉弦紧。

【选穴】阿是穴、风门、膈俞、阳陵泉。

【定位】

阿是穴：即疼痛处。

风门：在背部，第 2 胸椎棘突下，两侧旁开 1.5 寸。

膈俞：在背部，第 7 胸椎棘突下，两侧旁开 1.5 寸。

阳陵泉：在小腿外侧，腓骨小头前下方凹陷中。

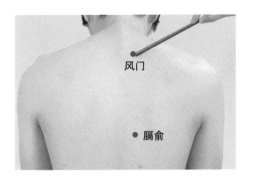

风门

膈俞

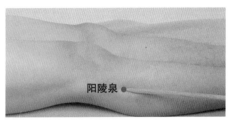

阳陵泉

───────── 操作方法 ─────────

艾炷隔姜灸，用黄豆大小艾炷，每穴5～7壮，或用艾条回旋灸，每穴7～10分钟，灸至局部灼热红晕，每日或隔日1次，10次为1个疗程，需要在天气变化尤其是天气转凉之前施灸。

寒　证

症状

肢体关节紧痛不移，遇寒痛增，得热痛减，关节屈伸不利，局部皮色不红，触之不热，舌白腻，脉沉弦而紧。

治法

【选穴】阿是穴、肾俞、悬钟、关元。

【定位】

阿是穴：即疼痛处。

肾俞：在腰部，第2腰椎棘突下，两侧旁开1.5寸。

悬钟：在小腿外侧，外踝尖上3寸，腓骨前缘。

关元：在腹部，前正中线上，脐下3寸。

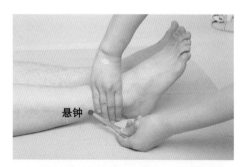

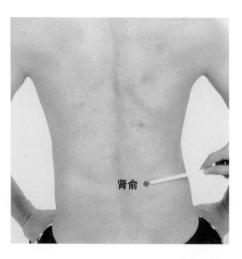

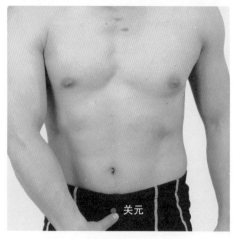

—— 操作方法 ——

艾炷无瘢痕灸，用半截橄榄大艾炷，每穴 10 壮，灸至局部灼热红晕，每日 1 次，10 次为 1 个疗程，需要在天气变化尤其在天气转凉之前施灸。

湿　证

 症状

肢体关节肿胀、疼痛，痛有定处，手足沉重，活动不便，肌肤麻木不仁，舌淡红，苔白厚而腻，脉弦滑。

治法

【选穴】阿是穴、阴陵泉、公孙、气海。

【定位】

阿是穴：即疼痛处。

气海：在腹部，前正中线上，脐下 1.5 寸。

阴陵泉：在小腿内侧，胫骨内侧髁后下方凹陷处。

公孙：在足内侧缘，第 1 跖骨基底前下方。

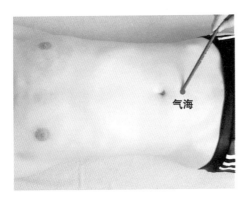

气海

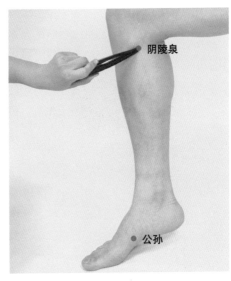

阴陵泉

公孙

———— 操作方法 ————

艾炷隔姜灸，用黄豆大小艾炷，每穴 5～7 壮，每日或隔日 1 次，10 次为 1 个疗程，长期坚持施灸，疗程之间可休息 5～6 日。

热 证

症状

肢体关节红肿，灼热剧痛，关节痛不可触，得冷稍舒，多伴有发热、怕风、口渴、尿黄、烦闷不安等全身症状，舌红，苔黄燥，脉弦数。

治法

【选穴】大椎、大杼、阳陵泉、曲池。

【定位】

大椎： 在后正中线上，第 7 颈椎棘突下凹陷中。

大杼： 在背部，第 1 胸椎棘突下，旁开 1.5 寸。

阳陵泉： 在小腿外侧，腓骨小头前下方凹陷中。

曲池： 屈肘，在肘横纹外侧端凹陷中。

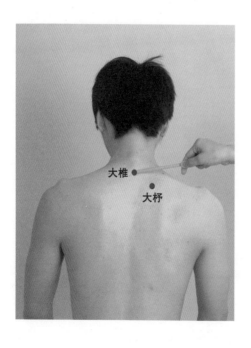

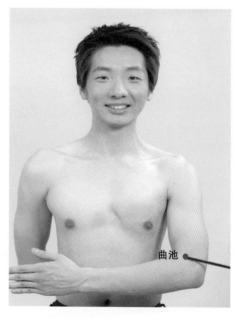

———— 操作方法 ————

艾条回旋灸或雀啄灸，每穴 15 分钟，以局部红晕灼热为度，每日 1 次，10 次为 1 个疗程，疗程间隔 3 ～ 5 日。

对症治疗

风湿性关节炎常发生于身体各个部位，临床可以根据部位不同加用以下方法。

（1）肩部：加肩髃、肩髎，艾条回旋灸或雀啄灸，每穴 15 分钟，以局部红晕灼热为度，每日 1 次，10 次为 1 个疗程，疗程间隔 3 ～ 5 日。

（2）肘部：加肘髎、手三里，艾条温和灸或回旋灸，每穴 15 分钟，以局部红晕灼热为度，每日 1 次，10 次为 1 个疗程，疗程间隔 3 ～ 5 日。

（3）手部：加阳池、列缺、外关，艾条温和灸或艾条雀啄灸，每穴 15 分钟，以局部红晕灼热为度，每日 1 次，10 次为 1 个疗程，疗程间隔 3 ～ 5 日。

（4）髋部：加秩边、承扶、阿是穴，艾条温和灸或雀啄灸，每穴 15 分钟，以局部红晕灼热为度，每日 1 次，10 次为 1 个疗程，疗程间隔 3 ～ 5 日。

（5）膝部：加犊鼻、阳陵泉，艾条温和灸或雀啄灸，每穴 15 分钟，以局部红晕灼热为度，每日 1 次，10 次为 1 个疗程，疗程间隔 3 ～ 5 日。

（6）踝部：加申脉、照海、解溪，艾条温和灸或雀啄灸，每穴 15 分钟，以局部红晕灼热为度，每日 1 次，10 次为 1 个疗程，疗程间隔 3 ～ 5 日。

（7）脊背部：加身柱、腰阳关，艾炷隔姜灸，用黄豆大艾炷，每穴 5 ～ 7 壮，灸至局部红晕灼热，每日或隔日 1 次，10 次为 1 个疗程，疗程间隔 3 ～ 5 日。

【定位】

阳池：在腕背横纹中，指伸肌腱的尺侧缘凹陷处。

外关：在前臂背侧，腕背横纹上 2 寸，两骨之间凹陷处。

秩边：在臀部，与臀缝上端平行，沿骶骨两侧边缘旁凹陷处。

承扶：在大腿后面，臀部下缘横纹的中点。

阳陵泉：在小腿外侧，腓骨小头前下方凹陷中。

犊鼻：在膝部，屈膝时，膝盖骨下缘，髌韧带外侧凹陷处。

申脉：在踝部，外踝尖下缘凹陷处。

照海：在踝部，内踝尖下缘凹陷处。

解溪：在小腿与足背交界处的横纹中央凹陷处。

身柱：在背部，后正中线上第3胸椎棘突下凹陷处。

腰阳关：在腰部，第4腰椎棘突下凹陷处。

肩髃：在肩部，上臂外展或向前平伸时，肩峰前下方肌肉凹陷处。

肩髎：在肩部，肩关节外展时肩峰后下方凹陷处。

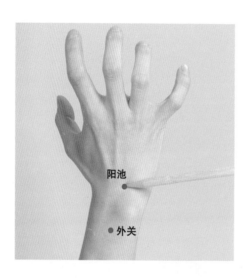

阳池
外关

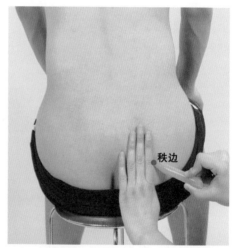

秩边

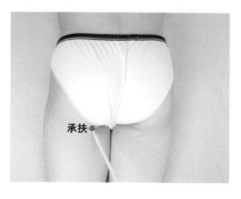

承扶

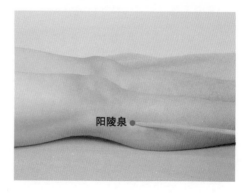

阳陵泉

肘髎：在臂外侧，屈肘时，肘横纹头上1.5寸，肱骨边缘处。

手三里：在前臂，屈肘时，肘横纹下2寸肌肉之间凹陷处。

列缺：左右手虎口张开，垂直交叉，在上方的食指尖所触及的突起的骨端即是。

阿是穴：即疼痛处。

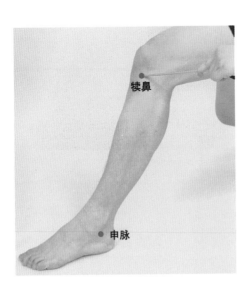

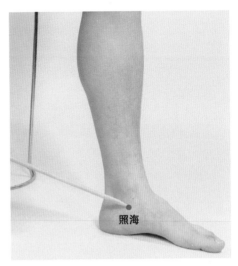

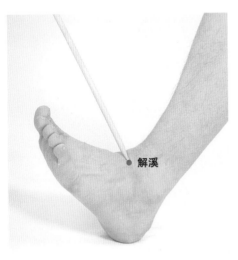

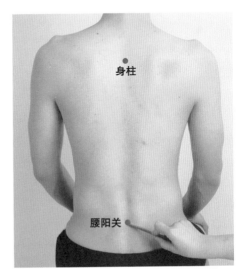

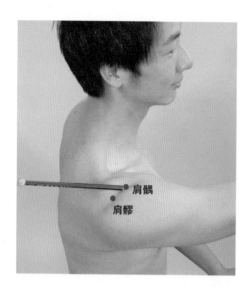
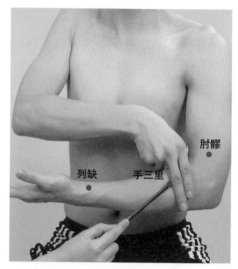

注意事项

（1）患者为热证时，应在医师指导下使用灸疗，慎用局部阿是穴。

（2）艾灸治疗风湿、类风湿关节炎疗效较好，应长期坚持施灸。

（3）患部注意保暖，尤其冬季注意尽量避免接触冷水，以防加重病情。

（4）患部可以经常配合做按摩、功能锻炼等，可加快恢复过程。

病例

　　边某，男，50岁。主诉：腰背部及肩肘、股膝部酸痛近1年，气候变化则加重。熏灸至阳穴，不久，患者有虫爬感，灸感传向上下身，当上下分行至大椎及命门附近时，即分向左右上下肢扩散，至指（趾）尖后，四肢及全身皆发热，背部微有汗出。当夜病情大减，睡眠佳。续灸5次，症状基本缓解。又在原处用化脓灸，灸疮愈合后半年尚未复发。

第四章

艾灸治疗
妇科疾病

月经不调

月经不调是指月经的周期、时间长短、颜色、量、质地等发生异常改变的一种妇科常见疾病。临床表现为月经时间的提前或延后、量或多或少、颜色或鲜红或淡红、经质或清稀或赤稠，并伴有头晕、心跳快、心胸烦闷，容易发怒、夜晚睡眠不好、小腹胀满、腰酸腰痛、精神疲倦等症状。大多患者都由于体质虚弱、内分泌失调所致。

肾 虚

 症状

月经周期先后无定，量少，色淡红或黯红，经质清稀。腰膝酸软，足跟痛，头晕耳鸣，或小腹自觉发冷，或夜尿较多，舌淡，苔薄白，脉沉细无力。

治法

【选穴】气海、肾俞、脾俞、足三里。

【定位】

气海：在腹部，前正中线上，脐下1.5寸。

肾俞：在腰部，第2腰椎棘突下，两侧旁开1.5寸。

脾俞：在背部，第11胸椎棘突下，两侧旁开1.5寸。

足三里：在小腿前外侧，犊鼻下3寸，距胫骨前缘约1横指。

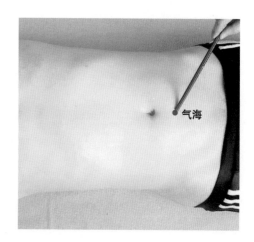
气海

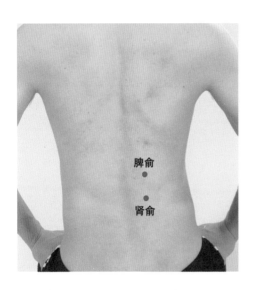

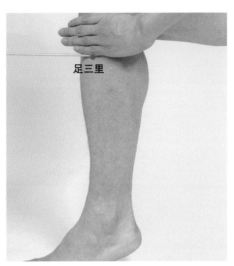

足三里

脾俞

肾俞

———————————— 操作方法 ————————————

艾条温和灸，每穴 20 分钟，以局部红晕灼热为度，每日 1 次，10 次为 1 个疗程；或用艾炷无瘢痕灸，用黄豆大艾炷，每穴 10 壮，每日 1 次，10 次为 1 个疗程，直至月经规律为止，月经来时停灸。

气滞血瘀

症状

月经或提前或延后，经量或多或少，颜色紫红，有血块，月经过程不顺利；或伴小腹疼痛，拒按；或有胁肋部、乳房、小腹等胀痛，胸部不舒服，舌黯，可见瘀点，苔白，脉弦涩。

治法

【选穴】天枢、气海、膈俞、血海。

【定位】

天枢：在腹部，肚脐两侧旁开 2 寸。

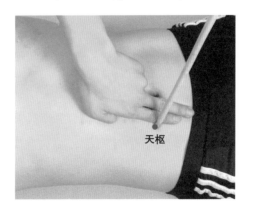

天枢

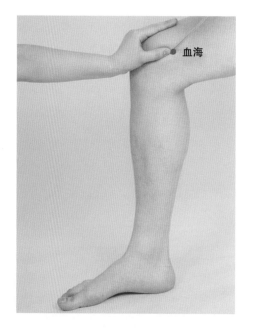

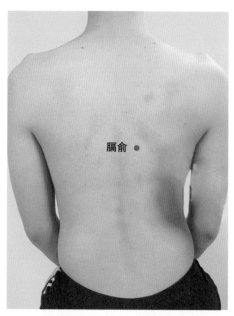

气海：在腹部，前正中线上，脐下1.5寸。

膈俞：在背部，第7胸椎棘突下，两侧旁开1.5寸。

血海：在大腿内侧，髌底内侧端上2寸，股内侧肌隆起处。

———— 操作方法 ————

艾条温和灸，每穴20分钟，以局部红晕灼热为度，每日1次，10次为1个疗程；或用艾炷隔姜灸，用黄豆大艾炷，每穴7～9壮以上，每日或隔日1次，10次为1个疗程，灸至月经规律为止，月经来时停灸。

血　热

症状

月经提前，量多，颜色深红或发紫，质黏稠，有血块；伴心胸烦闷，容易发怒，面色发红，口干，小便短黄，大便秘结，舌红，苔黄，脉数。

治法

【选穴】行间、三阴交、复溜、血海。

【定位】

行间：在足背，第1、第2趾间，

趾根部的后方足背皮肤与足底皮肤交界处。

三阴交：在小腿内侧，足内踝尖上 3 寸，胫骨内侧后方。

复溜：小腿内侧，内踝与其后方的跟腱之间的凹陷，再向上 2 寸处。

血海：大腿内侧，距膝盖骨内侧的上角约三指的肌肉隆起处。

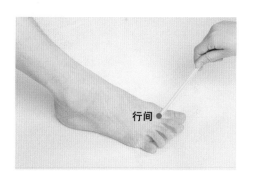

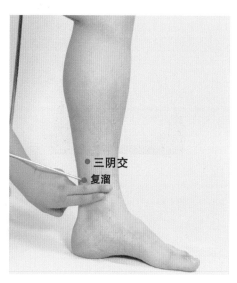

— 操作方法 —

艾条雀啄灸，每穴 10 ～ 15 分钟，以局部红晕灼热为度，每日 1 次，10 次为 1 个疗程，灸至月经规律为止，月经来时停灸。

对症治疗

月经不调常伴有情志抑郁、气虚等症状，临床可以根据伴随症状加用以下方法。

（1）情志抑郁加肝俞，艾条温和灸，每穴 15 分钟，以局部红晕灼热为度，每日 1 次。

（2）气虚加中脘、胃俞，艾条温和灸，每穴 15 分钟，以局部红晕灼热为度，每日 1 次。

【定位】

肝俞：在背部，第 9 胸椎棘突下，两侧旁开 1.5 寸。

胃俞：在背部，第 12 胸椎棘突下，两侧旁开 1.5 寸。

中脘：在腹部，前正中线上，脐上 4 寸处。

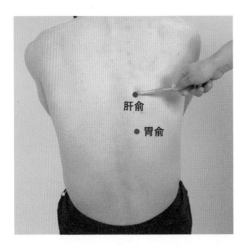
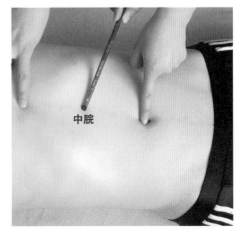

注意事项

　　（1）月经期间，尤其在治疗过程当中，避寒湿，禁房事，忌剧烈活动，适当卧床休息。

　　（2）治疗时间在两次月经之间效果较好，若在即将行经前夕治疗，必须坚持数天。同时在下次月经周期前半月要恢复治疗。经观察 3 ～ 6 个周期，正常而不再反复者，方为有效。

　　（3）饮食尽量清淡，少食酸辣等刺激性及煎炸食物。

病例

　　黄某，女，25岁。结婚半年，月经不调，开始提前1周，逐渐半月一至，量多色黯而质稠，诊其脉细弱而数，此心血神伤而暗耗，房劳使然。遂告其病因，嘱其房事需长久有法度，劳逸适度。处方：复溜、太溪、神门、关元、血海，以艾条灸，并将患者病情告诉其丈夫，嘱晚自灸。时正值婚后第7次月经未至之佳期，2个月后复来门诊，喜笑颜开，遵从医嘱第7次月经未再提前，而第8个月再未见出血，诊其脉阴搏阳别，并有早期妊娠之象，告之有喜，须慎养保胎元。逾年余，夫妻抱一子来答谢。

痛　经

痛经是指妇女月经来潮时或行经前后出现小腹胀痛和下腹剧痛等症状。痛经有原发性和继发性之分。原发性痛经是指月经初潮时就有发生，生殖器官无器质性病变者；继发性痛经是因子宫内膜异位，盆腔炎，子宫狭窄、阻塞等生殖器官器质性病变所引起的疼痛。按病因病机主要分为气滞血瘀、寒湿凝滞及气血虚弱三型。

气滞血瘀

经前或行经第一、第二天，小腹胀痛，拒按，甚则小腹剧痛而发生恶心、呕吐，伴胸胁胀痛，或经量少，或经行不畅，经色紫黯有块，血块排出后痛减，经净疼痛消失，舌黯，可见瘀点，苔薄白，脉弦涩。

治法

【选穴】血海、三阴交、行间、气海。

【定位】

血海：在大腿内侧，髌底内侧端上2寸，股内侧肌隆起处。

三阴交：小腿内侧，足内踝尖上3寸，胫骨内侧后方。

行间：在足背，第1、第2趾间，趾根部的后方足背皮肤与足底皮肤交界处。

气海：在腹部，前正中线上，脐下1.5寸。

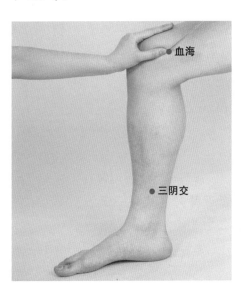

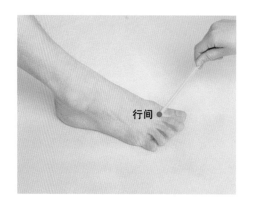

行间

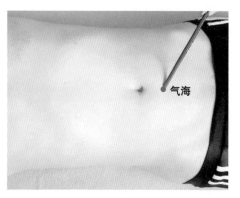

气海

———————————— 操作方法 ————————————

艾条雀啄灸，每穴 10 分钟，以局部红晕灼热为度，每日 1 次，最好在每次月经来之前的一个星期开始施灸，两次月经之间也可施灸，月经来时停灸。

寒湿凝滞

 症状

月经前数日或经期小腹自觉冷痛，得温热则疼痛减轻，按小腹觉疼痛加重，经量少，经色黯黑或有血块，或有怕冷、身疼，舌淡紫，苔白腻。

治法

【选穴】地机、关元、天枢。

【定位】

地机：在小腿内侧，小腿胫骨后缘近膝关节处有一弧形凹陷（阴陵泉），凹陷下 3 寸处即是。

关元：在腹部，前正中线上，脐

下 3 寸。

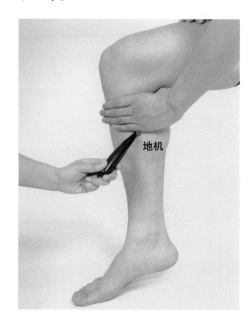

地机

天枢：在腹部，肚脐两侧旁开 2 寸。

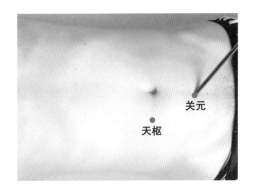

—————— 操作方法 ——————

艾炷隔姜灸，用黄豆大艾炷，每穴 30 壮以上，每日或隔日 1 次，每次月经来之前的一个星期开始施灸，或在两次月经之间施灸，月经来时停灸。

气血虚弱

症状

经后一二日或经期小腹隐隐作痛，喜欢揉按腹部，月经量少，色淡质薄，或神疲无力，或面色差，或食少，大便清稀，舌淡，苔薄白，脉细弱。

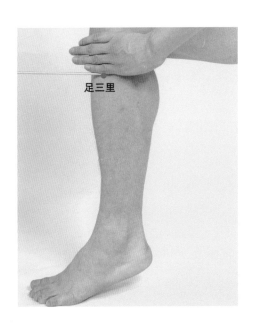

治法

【选穴】脾俞、肾俞、足三里、关元。

【定位】

脾俞：在背部，第 11 胸椎棘突下，两侧旁开 1.5 寸。

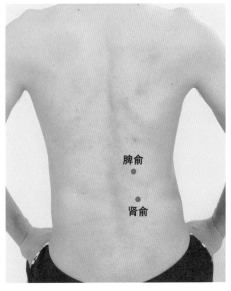

肾俞：在腰部，第2腰椎棘突下，　　3寸，距胫骨前缘约1横指。
两侧旁开1.5寸。　　　　　　　　　　　　**关元**：在腹部，前正中线上，脐

足三里：在小腿前外侧，犊鼻下　　下3寸。

————————— 操作方法 —————————

艾条温和灸，每穴15分钟，以局部红晕灼热为度，每日1次，可长期施灸，
月经来时停灸。

注意事项

（1）施灸期间避免受寒，可在腹部热敷以缓解疼痛。

（2）忌食生冷及刺激性食物。

（3）保持乐观心态，适时调整自己的情绪。

（4）可配合中药内服及局部揉按治疗。

病例

　　金某，女，25岁。自13岁初潮月经周期不规律，近3年来，每次
月经将至时，小腹剧痛，伴有手足冰冷，出冷汗。来治疗时正好其月经
将至，取关元、中极、百会、次髎艾条温和灸，半小时后冷汗止，手足
转温。嘱其回家后每晚灸此4穴，连灸5日，并内服中药温经汤每日1剂，
连服5日。2个月后，未见痛经再发作，现食量增加，体重渐增，面色
较前明显红润。嘱其经期忌食生冷。

崩　漏

崩漏是指妇女每次月经快结束时仍有下血症状，并且淋漓不断，或不在月经期内阴道大出血。现代医学认为，崩漏是多种妇科疾病的共有症状，如异常子宫出血，女性生殖器炎症、肿瘤等所引发的阴道出血，都属于崩漏范畴。一般可以分为血热、血瘀及脾虚三型。

血　热

症状

经血不按月经正常时间而下，量多，或淋漓不净，色深红或紫红，质地黏稠，口渴喜饮水，自觉胸中烦热，或有发热，小便黄或大便干结，舌红，苔黄腻，脉洪数或滑数。

治法

【选穴】血海、三阴交、太冲、气海。

【定位】

血海：在大腿内侧，髌底内侧端上 2 寸，股侧内肌隆起处。

三阴交：在小腿内侧，足内踝尖上 3 寸，胫骨内侧后方。

太冲：在足背侧，第 1、第 2 跖骨间隙的后方凹陷处。

气海：在腹部，前正中线上，脐下 1.5 寸。

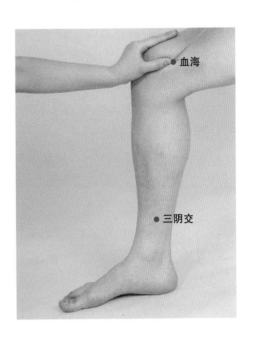

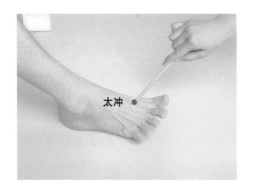

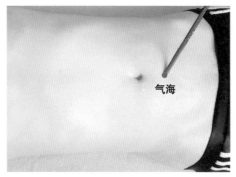

———— 操作方法 ————

艾条雀啄灸或回旋灸，每穴 5 分钟，以局部红晕灼热为度，每日 1 次，10 次为 1 个疗程，灸至月经量、色、质正常，经期规律为止。

血　瘀

症状

经血不按月经正常时间而下，一会儿来，一会儿停止，或一直淋漓不净，或很久未按时来正常月经，又突然下血，且量多，继而一直淋漓不断，色紫黯有血块，小腹有下坠、胀痛的感觉，舌紫黯，或见瘀点，苔薄白，脉涩。

治法

【选穴】关元、支沟、膈俞、气冲。

【定位】

关元：在腹部，前正中线上，脐下 3 寸。

支沟：手背腕横纹上 3 寸，尺骨与桡骨之间。

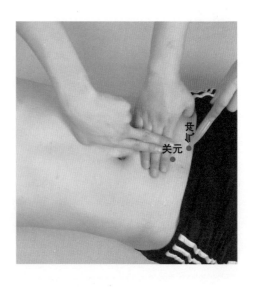

膈俞：在背部，第 11 胸椎棘突下，两侧旁开 1.5 寸。

气冲：在腹股沟稍上方，脐下 5 寸，两侧距前正中线 2 寸。

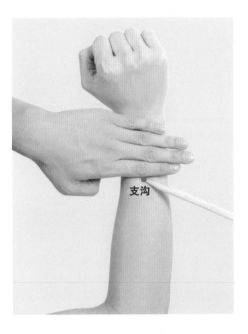

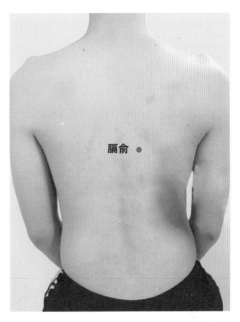

—————— 操作方法 ——————

艾炷隔姜灸，用黄豆大艾炷，每穴 7～9 壮，灸至局部辛热潮红，每日或隔日 1 次，10 次为 1 个疗程，灸至月经量、色、质正常，经期规律为止。

脾　虚

 症状

经血不按月经正常时间而下，量多之后淋漓不断，血色淡而质薄，自觉吸气不够，精神疲倦，面色苍白，或面部、肢体有水肿，手足不温，或饮食胃口差，舌淡红，苔薄白，脉缓弱或沉弱。

 治法

【选穴】气海、脾俞、足三里。

【定位】

气海: 在腹部，前正中线上，脐下 1.5 寸。

脾俞: 在背部，第 11 胸椎棘突下，两侧旁开 1.5 寸。

足三里: 在小腿前外侧，犊鼻下 3 寸，距胫骨前缘约 1 横指。

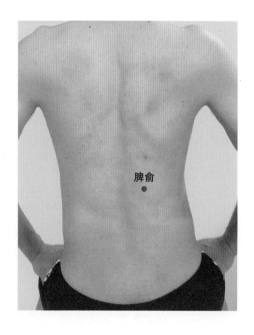

脾俞

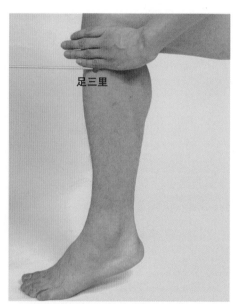

足三里

── 操作方法 ──

艾炷无瘢痕灸，黄豆大艾炷，每穴 10 壮，灸至局部灼热红晕，每日 1 次，10 次为 1 个疗程。

对症治疗

崩漏常伴有心悸、腹痛等症状，临床可以根据伴随症状加用以下方法。

（1）心悸加内关，艾条温和灸，每穴 15 分钟，以局部红晕灼热为度，每日 1 次或感觉不适时灸。

（2）腹痛加中脘、神阙，艾条温和灸，每穴 20 分钟，以局部红晕灼热为度，每日 1 次或感觉不适时灸。

【定位】

内关：在前臂内侧，腕横纹上 2 寸，掌长肌腱与桡侧腕屈肌腱之间。

神阙：在腹部，前正中线上，肚脐凹陷处。

中脘：在腹部，在前正中线上，脐上 4 寸处。

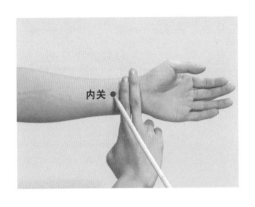
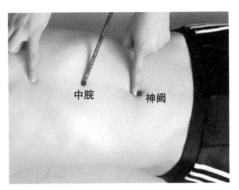

注意事项

（1）若崩漏发生突然，且量大异常，甚至昏厥者，应及时送往医院救治。

（2）虚证患者可配合补血药治疗。

（3）施灸期间保持充足睡眠时间，避免过度运动，禁房事。

（4）实证患者忌食酸辣等刺激性及煎炸食物，虚证患者可多食用补气补血的食物。

病例

李某，女，30 岁。某日清晨患者一人在办公室学习，忽然有同事在她背后用小军号猛吹，她精神上猛受惊吓，神志不清，返家后即患血崩症，服中药五六剂无效。脸色渐呈苍白，合家皆甚忧急。医生即为隔姜灸神阙、关元各 5 壮，每日 1 次，连灸 3 日，血崩即停止。

带 下

白带是指正常妇女阴道内流出的少量白色无味的分泌物。如果妇女阴道分泌物增多，且连绵不断，色黄、色红或带血，或黏稠如脓，或清稀如水，气味腥臭，称为带下病。带下病患者常伴有心烦、口干、头晕、腰酸痛，小腹有下坠、肿痛感，阴部瘙痒，小便少、颜色黄，全身乏力等症状。一般分为脾胃虚弱和湿毒内蕴两型。

脾胃虚弱

 症状

带下量多，色白或淡黄，质稀薄，或如鼻涕，如唾液样，无臭味，面色苍白或面带黄色无光泽，神疲乏力，食少，腹胀，便稀薄，舌淡，苔薄白腻，脉缓弱。

治法

【选穴】带脉、气海、脾俞、次髎、阴陵泉。

【定位】

带脉：在侧腹部，第11肋骨游离缘（前端）直下，与肚脐水平线交点处。

气海：在腹部，前正中线上，脐下1.5寸。

脾俞：在背部，第11胸椎棘突下，两侧旁开1.5寸。

次髎：在骶部，适对第2骶孔处。

阴陵泉：在小腿内侧，胫骨内侧髁后下方凹陷处。

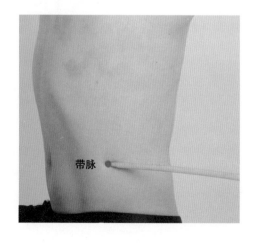

带脉

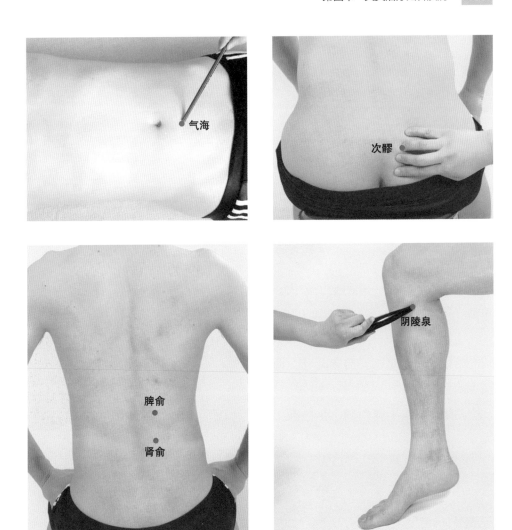

—— 操作方法 ——

　　艾炷隔姜灸，用黄豆大艾炷，每穴 7～9 壮，灸至局部温热红晕，每日
或隔日 1 次，10 次为 1 个疗程，白带恢复正常后可停灸。

湿毒内蕴

症状

带下量多,色黄或黄绿如脓状,或带血,浑浊如泔米水,有臭秽气味,阴部瘙痒,小腹隐隐作痛,小便少且黄,口苦咽干,舌红,苔黄腻,脉滑数。

治法

【选穴】归来、三阴交、蠡沟、脾俞、肾俞。

【定位】

归来:在下腹部,脐下 4 寸,前正中线旁开 2 寸。

三阴交:在小腿内侧,足内踝尖上 3 寸,胫骨内侧后方。

蠡沟:在小腿内侧,内踝尖上 5 寸,胫骨内侧面中央。

脾俞:在背部,第 11 胸椎棘突下,两侧旁开 1.5 寸。

肾俞:在背部,第 2 腰椎棘突下,两侧旁开 1.5 寸。

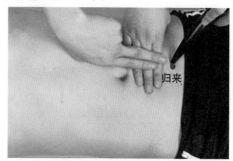

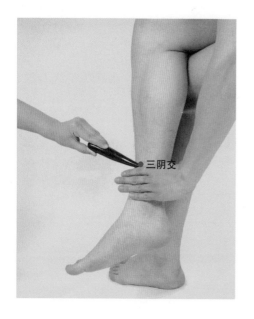

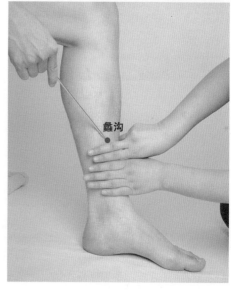

────── 操作方法 ──────

艾条雀啄灸或回旋灸，每穴 10 分钟，以局部红晕灼热为宜，每日 1 次，10 次为 1 个疗程，灸至白带正常为止。

对症治疗

常伴有少腹痛、腰痛等症状，临床可以根据伴随症状加用以下方法。

（1）少腹痛加大赫、神阙，艾条温和灸，每穴 15 分钟，以局部红晕灼热为度，每日 1 次，灸至腹痛消失为止。

（2）腰痛加志室、大肠俞，艾条温和灸，每穴 15 分钟，以局部红晕灼热为度，每日 1 次，灸至腰痛消失为止。

【选穴】大赫、神阙、大肠俞、志室。

【定位】

大赫： 在下腹部，脐中下 4 寸，前正中线两侧旁开 0.5 寸。

神阙： 在腹部，前正中线上，肚脐凹陷处。

志室： 在腰部，第 2 腰椎棘突下，旁开 3 寸。

大肠俞： 在背部，第 4 腰椎棘突下，两侧旁开 1.5 寸。

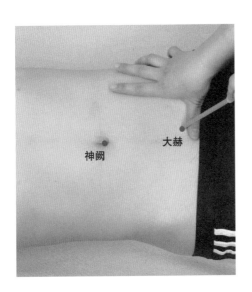

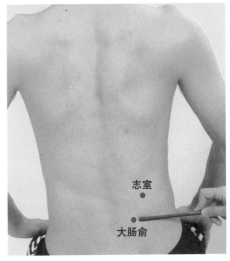

注意事项

（1）保持外阴清洁，避免感染，尤其要避免不洁性生活，治疗期间禁房事。

（2）久居潮湿之地也可导致带下病，所以尽量保持居住环境干爽，床要远离地面或在床下放置隔潮的物品。

（3）若带下色黄或色深，应尽量避免食用酸辣等刺激性及煎炸食物。

病例

苏某，女，35岁。患者于7年前流产之后，带下增多，色白，开始时稠厚而味臭，以后逐渐转为清稀，绵绵不绝，无气秽。常感少腹冷痛，腰酸背痛，饮食减少，大便易溏，面色偏黄消瘦，舌淡苔白腻，脉小弦。妇科检查诊断为两侧附件炎、宫颈炎。证属脾肾阳虚。治当先温养脾肾，调理冲任以治其带。处方：①肾俞、脾俞、足三里、三阴交；②气海、中极、归来、曲泉、太溪、阴陵泉。两组穴交替使用。每组穴针30分钟，每穴灸10分钟，3次后白带逐渐停止，经治疗2周后诸症消失，随访1年未复发。

盆腔炎

盆腔炎是指妇女盆腔内生殖器官及其周围组织受细菌感染后引起的炎症病变。大多因流产、分娩、产褥、刮宫术消毒不严、经期不卫生等，被细菌感染后而引发。本病有急性与慢性之分，急性治疗不当，可迁延成慢性。急性期表现为高热寒战，下腹胀痛，白带增多，呈脓样，有腥臭气味，伴有腹泻或便秘；慢性期表现为下腹隐痛及有下坠感，腰骶酸痛，月经失调，痛经，低热，白带增多，精神不振，重者可导致不孕。一般分为寒湿内蕴和湿热瘀阻两型。

寒湿内蕴

症状

下腹有胀冷痛感、下坠感，受凉加重，遇暖缓解，带下增多，色白质稀，或见月经后期，量少色黯有块，头晕神疲乏力，腰骶酸痛，畏寒肢冷，或婚久不孕，舌淡，或有瘀点，苔白腻，脉沉迟。

治法

【选穴】中极、次髎、大肠俞、三阴交、阴陵泉。

【定位】

中极：在腹部，前正中线上，脐下4寸。

次髎：在骶部，适对第2骶孔处。

大肠俞：在背部，第4腰椎棘突下，两侧旁开1.5寸。

三阴交：在小腿内侧，足内踝尖上3寸，胫骨内侧后方。

阴陵泉：在小腿内侧，胫骨内侧髁后下方凹陷处。

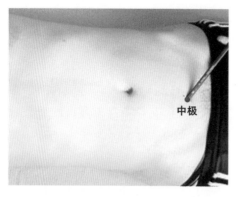

中极

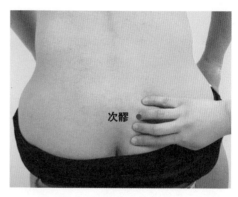

次髎

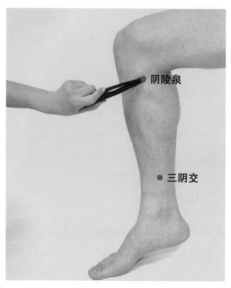

阴陵泉

● 三阴交

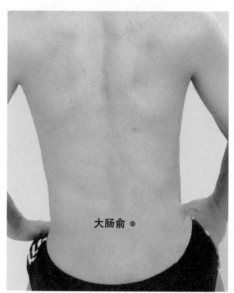

大肠俞 ●

—————— 操作方法 ——————

　　艾炷隔姜灸，用黄豆大艾炷，每穴 10 壮以上，灸至局部辛热潮红，每日或隔日 1 次，10 次为 1 个疗程，施灸至精神好转，胀痛消失后可间隔施灸。

湿热瘀阻

　　时有低热，下腹一侧或双侧胀痛、　　刺痛、热痛，或有胀痛感、下坠感，劳累后或经期症状加重，经期延长，或经量增多，有血块，血块流出则疼痛减少，带下增多，色黄黏稠，有气味，小便色黄，腰部酸痛，婚后不孕，舌红，苔黄腻，脉弦滑。

治法

【选穴】中极、天枢、归来、三阴交、膈俞。

【定位】

中极：在腹部，前正中线上，脐下 4 寸。

天枢：在腹部，肚脐两侧旁开 2 寸。

归来：在腹部，脐下 4 寸，两侧旁开 2 寸。

三阴交：小腿内侧，足内踝尖上 3 寸，胫骨内侧后方。

膈俞：在背部，第 7 胸椎棘突下，两侧旁开 1.5 寸。

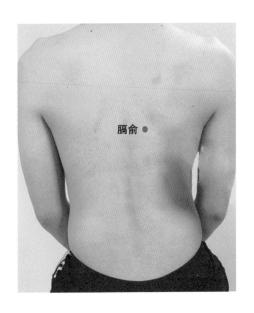

————————— 操作方法 —————————

艾条雀啄灸，每穴 10 ～ 15 分钟，以局部红晕灼热为度，每日 1 次，灸至诸症消失为止。

对症治疗

盆腔炎常伴有带下、腹痛等症状，临床可以根据伴随症状加用以下方法。

（1）带下加带脉、行间，艾条雀啄灸，每穴 10 分钟，以局部红晕灼热为度，每日 1 次，症状消失即止。

（2）腹痛加十宣、大椎，雀啄灸 3 分钟后，用 75% 乙醇消毒穴位皮肤，然后用一次性注射器针头点刺穴位放出少许血，再用 75% 乙醇消毒伤口。

【定位】

带脉：在侧腹部，第 11 肋骨游离缘（前端）直下，与肚脐水平线交点处。

行间：在足背，第 1、第 2 趾间，趾根部的后方足背皮肤与足底皮肤交界处。

十宣：分别在十个手指尖端，距指甲游离缘 0.1 寸，共十穴。

大椎：在后正中线上，第 7 颈椎棘突下凹陷中。

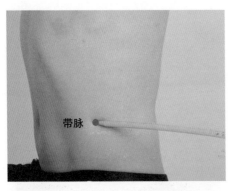

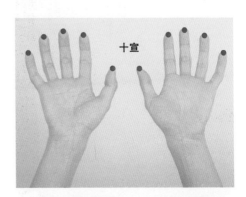

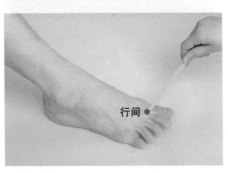

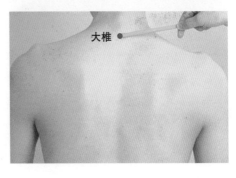

注意事项

（1）盆腔炎急性发作时，下腹剧痛拒按，应及时就诊。

（2）平时工作及生活保持自身清洁卫生，避免感染。

（3）饮食尽量清淡，忌食酸辣等刺激性及煎炸食物。

病例

　　莫某，女，35岁。患者换节育环3日后，出现小腹剧痛，带下量多，色黄，其气秽臭。自用复方黄松洗液外洗，未见效果。随即出现高热、恶寒，下腹疼痛加剧、拒按，并伴有食欲差，尿频，大便坠胀，带下量仍多呈黄绿色、质稠、臭秽。检查：体温39.4℃，呈急性面容，下腹有压痛、反跳痛，腹肌紧张。舌红苔黄，脉数。妇科检查：阴道及宫颈充血，宫颈有举痛，子宫较软，稍增大，有压痛，宫旁组织增厚，有明显触痛，未触及包块。血常规检查：白细胞总数及中性粒细胞数量增加。诊断为急性盆腔炎。即采取中西医结合治疗，西医采用抗生素治疗，中药采用五味消毒饮合失笑散加减，每日1剂，另取中极、次髎、大椎、神阙进行雀啄灸治疗。治疗5日后，患者症状基本消失，继续治疗1周后，患者诸症消失，随访1个月，未见复发。

子宫下垂

子宫从正常位置沿阴道下滑至阴道外口，甚至全部脱出阴道外的一种妇科疾病。此病多因产育过多，产道及附近组织过度松弛；或在分娩过程中，宫颈及子宫内的韧带损伤；或分娩后支持组织未能及时恢复正常所引起。临床症状为：下腹、阴道、会阴部有下坠感，伴有腰背酸痛，自觉有物从阴道脱出，行走、劳作、咳嗽、排便、下蹲时更加明显，且经常反复发作。发作期常有阴道局部糜烂、分泌物增多、排尿困难或尿失禁等。一般分为气虚、肾虚两型。

气　虚

症状

子宫下移或脱出阴道口外，劳累则加剧，小腹有下坠感，精神差，乏力，不想说话，面色差，小便次数多，带下量多，色白质稀，舌淡，苔薄白，脉缓弱。

治法

【选穴】提托、气海、脾俞、足三里。

【定位】

提托：在下腹部，脐下3寸，两侧旁开4寸。

气海：在腹部，前正中线上，脐下1.5寸。

脾俞：在背部，第11胸椎棘突下，两侧旁开1.5寸。

足三里：小腿前外侧，犊鼻下3寸，距胫骨前缘约1横指。

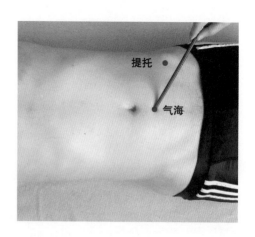

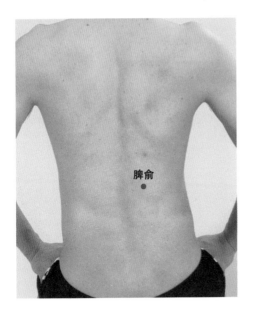

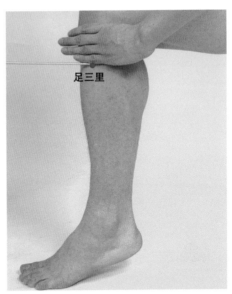

——— 操作方法 ———

艾炷隔姜灸，用黄豆大艾炷施灸，每穴 10 壮以上，灸至局部灼热潮红，每日或隔日 1 次，10 次为 1 个疗程，连续施灸 5 个疗程以上。

肾 虚

症状

子宫下移或脱出阴道口外，有腰酸下坠感，小便次数多，夜间睡眠汗出，头晕耳鸣，腰膝酸软，舌淡，苔薄白，脉沉弱。

治法

【选穴】命门、肾俞、关元、提托。

【定位】

命门：在腰部，后正中线上第 2 腰椎棘突下凹陷处。

肾俞：在腰部，第 2 腰椎棘突下，两侧旁开 1.5 寸。

关元：在腹部，前正中线上，脐下 3 寸。

提托：在下腹部，脐下 3 寸，两侧旁开 4 寸。

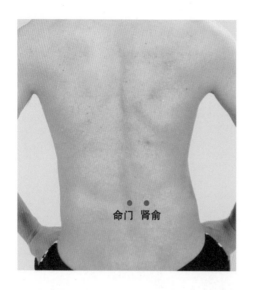

命门　肾俞

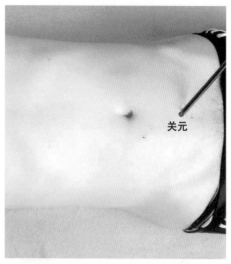

关元

————— 操作方法 —————

艾炷无瘢痕灸，用黄豆大艾炷，每穴 20 壮，灸至局部灼热红晕，每日 1 次，10 次为 1 个疗程，连续施灸 5 个疗程以上。

对症治疗

子宫脱垂常伴有畏寒怕冷、头晕耳鸣等症状，临床可以根据伴随症状加用以下方法。

（1）畏寒怕冷加大椎、至阳，艾条温和灸，每穴 15 分钟，以穴位红晕灼热为度，每日 1 次。

（2）头晕耳鸣加太溪、三阴交，艾条温和灸，每穴 15 分钟，以穴位红晕灼热为度，每日 1 次。

【定位】

三阴交：在小腿内侧，足内踝尖上 3 寸，胫骨内侧后方。

太溪：在足内侧，内踝后方，内踝尖与跟腱的凹陷处。

大椎：在后正中线上，第 7 颈椎棘突下凹陷中。

至阳：在背部，后正中线上第 7 胸椎棘突下方凹陷处。

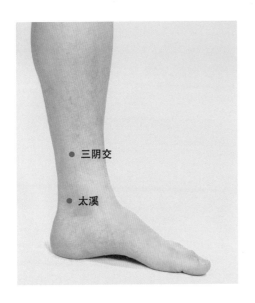

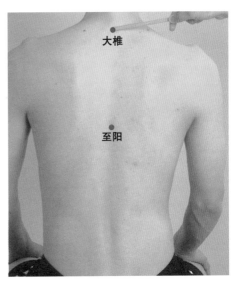

注意事项

（1）患者平时多进行体育锻炼，特别是腹部肌肉的锻炼，可增强肌肉对子宫的固定作用。

（2）可食用补益气血的食物，如怀山药、大枣、鸡肉等。

（3）注意休息，不可过度劳累。

病例

古某，女，58 岁。患子宫脱垂 4 年余，曾服用中西药治疗，效果不明显。检查：患者子宫脱出阴道 0.5 厘米，形如鹅卵，色淡红。患者自诉有少腹坠胀，腰酸，精神不佳，四肢常感觉冰冷，食量少等。舌淡苔白，脉虚无力。属脾肾阳虚型，遂取百会、关元、脾俞、命门、足三里，艾炷隔附子饼灸，每穴 9 壮，连灸半个月，患者诉子宫回升少许，仍有少腹坠胀感，即增加至每穴 20 壮，续灸半个月，患者感觉坠胀感消失，感觉如常。嘱其每月自灸数次以防再发，随访 1 年未见复发。

第五章

艾灸治疗
泌尿生殖科疾病

淋 证

淋证是以小便频数短涩，淋沥刺痛，小腹拘急为主症的病证。现代医学中的急、慢性尿路感染，泌尿道结核，尿路结石，急、慢性前列腺炎，膀胱炎及尿道综合征等疾病具有淋证表现者，均可参照本节辨证论治。

淋证的病因主要可归结为外感湿热、饮食不节、情志失调、先天不足或劳伤久病等。根据其临床表现可分为热淋、石淋、气淋、劳淋四型。

热 淋

症状

小便频数短涩，灼热刺痛，尿色黄赤，少腹拘急胀痛，或有怕冷、发热、口苦、恶心呕吐、腰痛拒按、便秘等症状，舌红，苔黄腻，脉滑数。

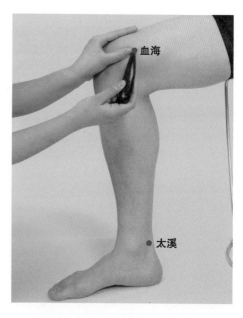

治法

【选穴】太溪、血海、膀胱俞、合谷、外关。

【定位】

太溪：在足内侧，内踝尖与跟腱的凹陷处。

血海：在大腿内侧，髌底内侧端上 2 寸，股内侧肌的隆起处。

膀胱俞：在骶部，骶正中嵴旁开1.5 寸，平第 2 骶孔。

合谷：在手背，第 1、第 2 掌骨间，第 2 掌骨桡侧的中点处。

外关：在前臂背侧，腕背横纹上2 寸，两骨之间凹陷处。

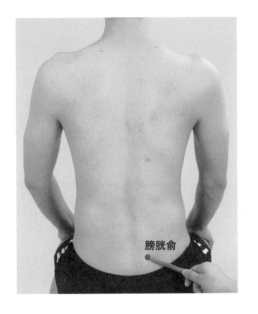

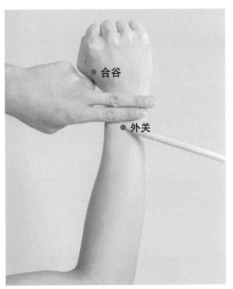

—— 操作方法 ——

　　太溪艾条温和灸，15 分钟，其余穴艾条雀啄灸，每穴 10 ～ 15 分钟，灸至局部红晕灼热为度，每日 1 次，10 次为 1 个疗程，灸至小便恢复正常为止。

石　淋

症状

　　尿中夹有砂石，排尿涩痛，或排尿时突然中断，尿道急迫疼痛，少腹拘急，或一侧腰背腹部突然发生绞痛，甚者牵扯至外阴，尿色如浓茶色或带血，舌红，苔黄腻，脉弦或滑数。病久可见精神委靡，气少乏力，腰腹隐痛，手足心热，舌红少苔，脉细数。

治法

　　【选穴】三阴交、委阳、肾俞、膀胱俞、三焦俞。

　　【定位】

　　三阴交：在小腿内侧，足内踝尖上 3 寸，胫骨内侧后方。

　　委阳：在腘窝横纹的外侧端，股二头肌腱的内侧。

肾俞：在腰部，第 2 腰椎棘突下，两侧旁开 1.5 寸。

膀胱俞：在骶部，骶正中嵴旁开 1.5 寸，平第 2 骶孔。

三焦俞：在腰部，第 1 腰椎棘突下，两侧旁开 1.5 寸。

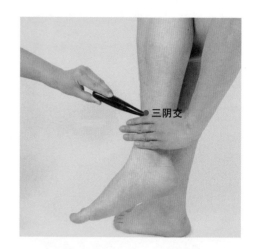

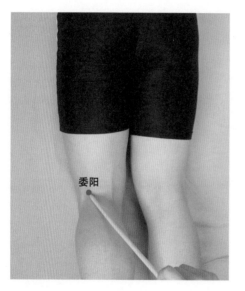

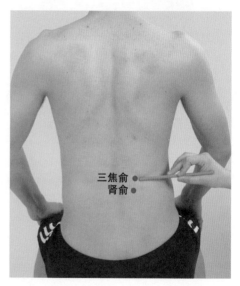

———— 操作方法 ————

艾条雀啄灸，每穴 15 分钟，以局部红晕灼热为度，每日 1 次，10 次为 1 个疗程，平时可以配合利尿通淋药与针刺治疗。

气　淋

症状

多在情绪紧张或抑郁、激动时出现，心情放松时减轻，发作时表现为小便涩，难排不畅，少腹疼痛，苔薄白，脉弦。

治法

【选穴】阴陵泉、脾俞、太冲、气海、膀胱俞。

【定位】

阴陵泉：在小腿内侧，胫骨内侧髁后下方凹陷处（从踝关节后方，沿骨的边缘向上推行至尽头处即是穴位）。

脾俞：在背部，第 11 胸椎棘突下，两侧旁开 1.5 寸。

太冲：在足背侧，第 1、第 2 跖骨间隙的后方凹陷处。

气海：在腹部，前正中线上，脐下 1.5 寸。

膀胱俞：在骶部，骶正中嵴旁开 1.5 寸，平第 2 骶孔。

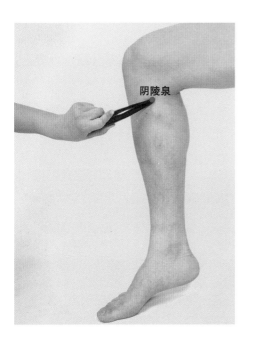

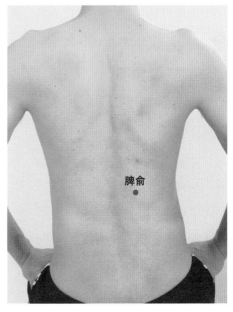

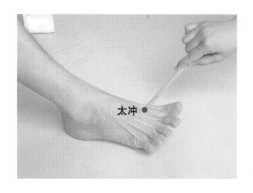

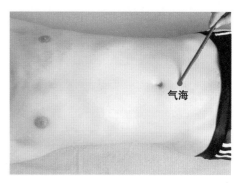

── 操作方法 ──

艾条温和灸，每穴 15 分钟，灸至局部红晕温热为度，每日 1 次，10 次为 1 个疗程，治愈后巩固 1 个疗程。

劳　淋

症状

小便疼痛不剧烈，尿色微深，淋沥不尽，时发时止，劳累时发作，常伴有腰膝酸软，神疲乏力，病程较长，舌淡，脉细弱。

治法

【选穴】神阙、中极、气海、膏肓、足三里。

【定位】

神阙：在腹部，肚脐凹陷处。

中极：在腹部，前正中线上，脐下 4 寸。

气海：在腹部，前正中线上，脐下 1.5 寸。

膏肓：在背部，第 4 腰椎棘突下，两侧旁开 3 寸。

足三里：在小腿前外侧，犊鼻下 3 寸，距胫骨前缘约 1 横指。

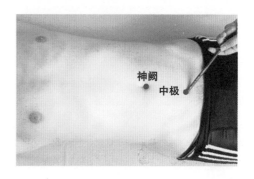

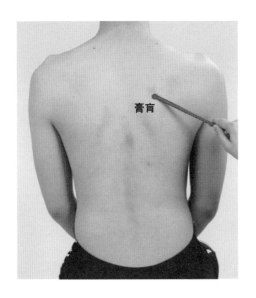

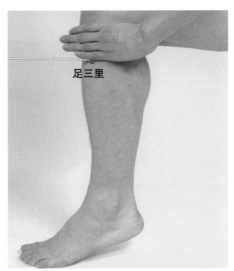

───── **操作方法** ─────

艾炷无瘢痕灸，用黄豆大艾炷，每穴 10 壮，灸至局部红晕温热为度，每日 1 次，10 次为 1 个疗程，应坚持长期施灸，可配合中药针灸治疗。

对症治疗

常伴有腹痛、便秘等症状，临床可以根据伴随症状加用以下方法。

（1）腹痛加天枢、阿是穴，艾条温和灸，每穴 15 分钟，每日 1 次，局部红晕温热为度，腹痛消失即止。

（2）便秘加支沟、丰隆，艾条雀啄灸，每穴 10 ～ 15 分钟，灸至局部红晕温热为度，每日 1 次，便秘消失后巩固 5 ～ 6 次

【定位】

阿是穴：即腹痛处。

天枢：在腹部，肚脐两侧旁开 2 寸。

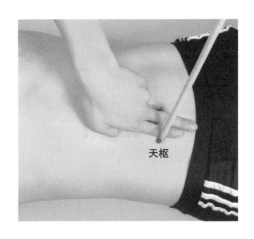

支沟：在前臂，腕背横纹上3寸，尺骨与桡骨之间。

丰隆：在小腿前外侧，外踝尖向上8寸，距胫骨前缘2横指。

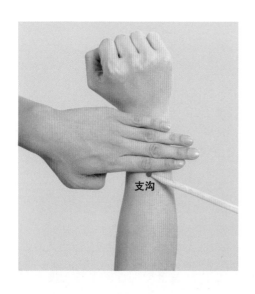

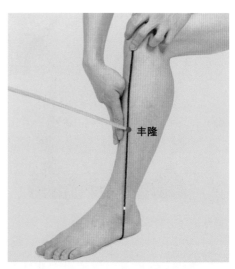

注意事项

（1）施灸期间多饮水，每天不少于1.5升，保持充足睡眠，注意个人卫生清洁，避免泌尿道感染而加重病情。

（2）饮食尽量清淡，忌食酸辣等刺激性及煎炸食物。

病例

仇某，男，46岁。自述1年前出现少腹坠胀，小便带有白色黏液。过度疲劳则全身乏力，头昏脑涨，小便时黄浊，后段有白色黏液，尿道发热刺痛，继而出现阳痿，肠鸣腹泻，泻下稀黄色水样便。属膏淋虚证。取肾俞、足三里、天枢、气海、大肠俞，针刺得气后留针20分钟加艾条施灸，隔日针灸1次。治疗3次后，小便清亮，白色黏液明显减少；7次后小便淋浊已基本消失，大便成形，阳痿也明显好转。

尿失禁

尿失禁是指由于肺脾肾气虚、外伤、中风等原因导致膀胱功能失常，尿液不能自控，从尿道自行外溢的一种病证。本病老年人及久病、体弱者多见，临床表现为感觉或未感觉到有尿意时，尿液不能控制，自行外溢。根据临床表现，可分为肾气不固、脾肺气虚。

肾气不固

症状

有尿意时不能憋尿，伴有夜尿频繁，气短乏力，嗜睡怕冷，阳痿早泄。

治法

【选穴】肾俞、膀胱俞、关元、中极。

【定位】

肾俞：在腰部，第 2 腰椎棘突下，两侧旁开 1.5 寸。

膀胱俞：在骶部，骶正中嵴旁开 1.5 寸，平第 2 骶孔。

关元：在腹部，前正中线上，脐下 3 寸。

中极：在腹部，前正中线上，脐下 4 寸。

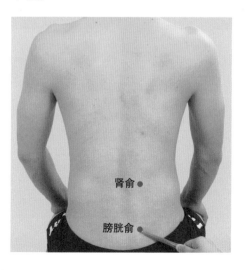

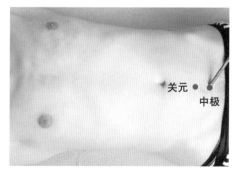

─── 操作方法 ───

艾炷无瘢痕灸，用半截橄榄大艾炷，每穴 10 壮，灸至局部红晕温热为度，每日 1 次，10 次为 1 个疗程。

肺脾气虚

尿失禁，身体瘦弱，气虚困倦，四肢无力，遇劳则喘，食欲差，腹胀便溏，舌淡，脉细弱。

治法

【选穴】足三里、肺俞、脾俞、肾俞、太渊。

【定位】

足三里：在小腿前外侧，犊鼻下 3 寸，距胫骨前缘约 1 横指。

肺俞：在背部，第 3 胸椎棘突下，两侧旁开 1.5 寸。

脾俞：在背部，第 11 胸椎棘突下，两侧旁开 1.5 寸。

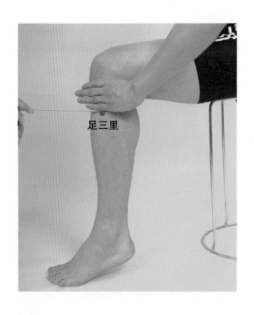

足三里

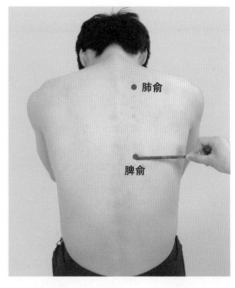

肺俞

脾俞

肾俞：在腰部，第2腰椎棘突下，两侧旁开1.5寸。

太渊：在腕掌横纹桡侧，桡动脉搏动处。

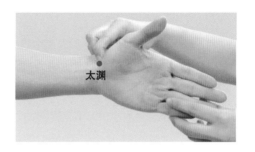

——— 操作方法 ———

艾炷隔姜灸，用半截橄榄大艾炷，每穴5～7壮，灸至局部灼热潮红，每日或隔日1次，需要长期施灸。

对症治疗

尿失禁常伴有尿频、乏力等症状，临床可以根据伴随症状加用以下方法。

（1）尿频加气海，艾条温和灸，每穴15分钟，灸至局部红晕温热为度，每日1次，症状消失即止。

（2）乏力加百会，艾条温和灸，每穴15分钟，以局部红晕温热为度，每日1次，症状消失即止。

【定位】

气海：在腹部，前正中线上，脐下1.5寸。

百会：在头顶部，正中线上，两耳尖连线中点，或前发际正中直上5寸。

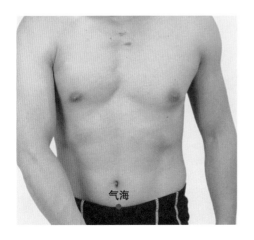

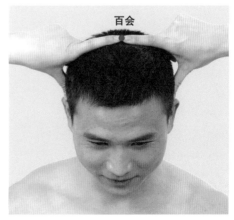

注意事项

（1）施灸期间配合进行提肛、缩阴、仰卧起坐锻炼，增强膀胱肌群对尿液的控制。

（2）可配合针灸和内服药物治疗，效果更好。

（3）注意阴部卫生，避免泌尿道感染而导致尿失禁迁延不愈。

（4）饮食上可多食补血气的食物，如怀山药、鸡汤、红枣等。

病例

魏某，女，76岁。自述患有尿失禁多年，每次欲小便时，小便自出，不能憋忍，痛苦不堪，平时须用尿不湿，常伴有乏力、怕冷等症状，经多种方法治疗无效，遂来针灸科尝试治疗。患者证属脾肾阳虚，膀胱开阖失于约束，故排尿失控。治疗以温补脾肾为主，取肾俞、脾俞、足三里、关元、中极、百会，针灸结合，每次40分钟。经3次治疗后症状明显后转，可以憋尿，但时间较短；再继续治疗2周后，尿失禁基本消失，嘱其平时进行提肛、缩阴、仰卧起坐锻炼，定时排尿并有意识地延长排尿间隔时间，加强膀胱肌肉的锻炼。

阳 痿

阳痿是指由于劳伤心脾，纵欲过度，或湿热下注所致的一种生殖系统疾病。大多数患者由精神、心理、神经功能、不良嗜好、慢性疾病等因素致病，如手淫、房事过度、神经衰弱、生殖功能不全、糖尿病、长期饮酒、过量吸烟等。现代医学各种功能性及器质性疾病造成的男子阴茎勃起功能障碍等属于本病范畴。

本病临床表现为成年男性未到性功能衰退年龄，性交时出现阴茎萎软不举，或举而不坚，坚而不久，不能正常性交。根据病因不同，可分为实证、虚证两型。

实 证

症状

阴茎虽勃起，但时间短暂，每多早泄，阴囊潮湿、有异味，下肢酸重，小便赤黄，情绪抑郁或烦躁，舌红，苔白或黄腻，脉濡数。

治法

【选穴】关元、然谷、曲泉、阴陵泉、三阴交。

【定位】

关元：在腹部，前正中线上，脐下 3 寸。

然谷：在足内侧缘，足舟骨粗隆下方，赤白肉际处。

曲泉：在膝内侧，屈膝，膝关节内侧横纹内侧端，股骨内侧髁的后缘，半腱肌、半膜肌止端的前缘凹陷处。

阴陵泉：在小腿内侧，胫骨内侧髁后下方凹陷处。

三阴交：在小腿内侧，足内踝尖上 3 寸，胫骨内侧后方。

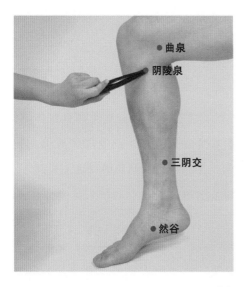
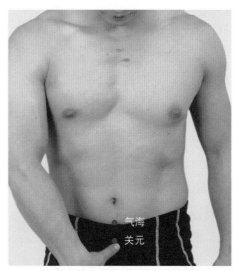

———— 操作方法 ————

艾条温和灸，每穴 15～30 分钟，灸至皮肤红润、温热，局部红晕灼热为度，每日或隔日 1 次，10 次为 1 个疗程，可长期施灸。

虚 证

症状

行房前阴茎萎软不举或举而不坚，射精障碍，常伴有头晕目眩，腰酸耳鸣，畏寒肢冷，面色灰黯，眼圈黯黑，精神萎靡，舌淡，脉沉细弱无力。

治法

【选穴】关元、气海、命门、肾俞、然谷。

【定位】

关元：在腹部，前正中线上，脐下 3 寸。

气海：在腹部，前正中线上，脐下 1.5 寸。

命门：在腰部，后正中线上，第 2 腰椎棘突下凹陷处。

肾俞：在腰部，第 2 腰椎棘突下，两侧旁开 1.5 寸。

然谷：在足内侧缘，足舟骨粗隆下方，赤白肉际处。

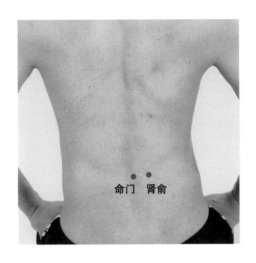

命门　肾俞

———————— 操作方法 ————————

艾条温和灸，每穴 15 ～ 30 分钟，灸至局部红晕灼热，每日或隔日 1 次，10 次为 1 个疗程，可长期施灸。

注意事项

（1）施灸期间应避寒保暖。

（2）注意休息，避免过劳，施灸期间不可行房。

（3）施灸期间饮食应保持营养充足，尽量避免食用煎炸生冷，可配合中药内服或食疗调理。

病例

颜某，男，35 岁。自述阳痿 5 年余，性欲淡漠。服中药数百剂无效。现头昏耳鸣，畏寒肢冷，腰膝酸软，夜尿频，舌淡，苔少而滑，脉沉细而弱。治以温肾壮阳，取肾俞、次髎、关元、足三里、三阴交、太溪。关元施灸，其他腧穴针刺。经治疗 20 次，房事正常。

遗 精

　　遗精是指无性交而精液自行外泄的一种男性疾病。有梦（睡眠时）而精液外泄者为梦遗；无梦（清醒时）而精液外泄者为滑精，无论是梦遗还是滑精统称为遗精。在未婚男青年中80%～90%的人有遗精现象，一般1周不超过1次属正常的生理现象；如果1周数次或1日数次，并伴有精神萎靡、腰酸腿软、心慌气喘，则属于病理性。本病大体可以分为梦遗和滑精两型。

梦 遗

症状

　　梦境纷纭，阳事易举，遗精有一夜数次，或数夜1次，或兼早泄，伴有头晕，心烦少寐，腰酸耳鸣，小便黄，舌红，苔薄少，脉细数。

治法

　　【选穴】三阴交、肾俞、关元、太溪。

　　【定位】

　　三阴交：在小腿内侧，足内踝尖上3寸，胫骨内侧后方。

　　肾俞：在腰部，第2腰椎棘突下，两侧旁开1.5寸。

　　关元：在腹部，前正中线上，脐下3寸。

　　太溪：在足内侧，内踝尖与跟腱的凹陷处。

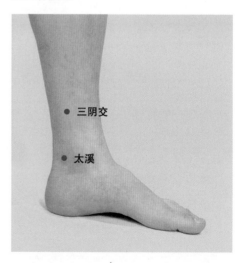

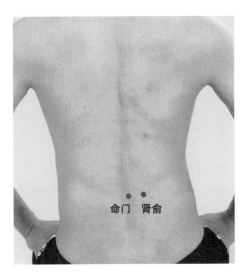
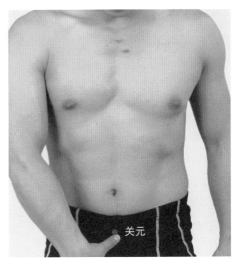

命门　肾俞

关元

—— 操作方法 ——

艾条温和灸，每穴 15 分钟，灸至局部红晕灼热为度，每日 1 次，10 次为 1 个疗程，灸至遗精次数减少后可间隔施灸。

滑　精

症状

无梦而遗，甚则见色流精，滑泄频繁，腰部酸冷，面色苍白，神倦乏力，或兼阳痿，自汗，短气，舌淡，苔薄白，脉沉细弱无力。

治法

【选穴】神阙、气海、大赫、命门、三阴交。

【定位】

神阙：在腹部，肚脐凹陷处。

气海：在腹部，前正中线上，脐下 1.5 寸。

大赫：在下腹部，脐下 4 寸，前正中线旁开 0.5 寸。

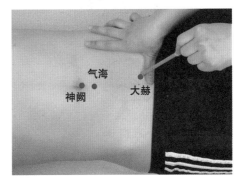

气海
神阙
大赫

命门：在腰部，后正中线上，第2腰椎棘突下凹陷处。

三阴交：在小腿内侧，足内踝尖上3寸，胫骨内侧后方。

—————— 操作方法 ——————

神阙艾炷隔盐灸，每次15～30壮，其他穴温和灸，每穴10分钟，以局部红晕灼热为度，每日1次，10次为1个疗程，灸至滑精不再出现为止。

对症治疗

遗精常伴有头晕目眩、神倦便溏、小便灼涩、不爽等症状，根据临床表现可加用以下方法。

（1）头晕目眩加风池、百会，艾条温和灸，每穴10分钟，以局部红晕灼热为度，每日1次，10次为1个疗程。

（2）神倦便溏加脾俞，艾条温和灸，每穴10分钟，以局部红晕灼热为度，每日1次，10次为1个疗程。

（3）小便灼涩、不爽加膀胱俞、中极，艾条温和灸，每穴10分钟，以局部红晕灼热为度，每日1次，10次为1个疗程。

【定位】

风池：在项部，枕骨下缘，胸锁乳突肌与斜方肌之间的凹陷处。

中极：在腹部，前正中线上，脐下4寸。

百会：在头顶部，正中线上，两耳尖连线中点，或前发际正中直上5寸。

脾俞：在背部，第11胸椎棘突下，两侧旁开1.5寸。

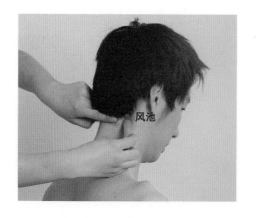

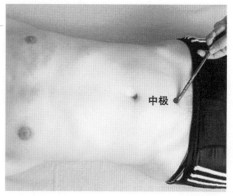

膀胱俞：在骶部，骶正中嵴旁开

1.5 寸，平第 2 骶孔。

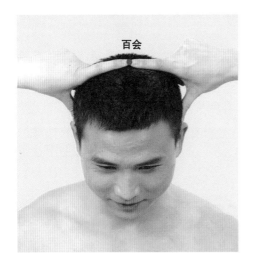
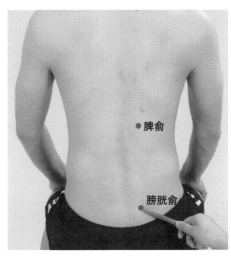

注意事项

（1）施灸期间保持充足睡眠，避免过度运动，禁房事。

（2）饮食尽量清淡，忌食酸辣等刺激性及煎炸食物。

（3）应穿着宽松的内衣。

病例

张某，男，20 岁。病史：患者半年来感头晕眠差，纳食无味，记忆力逐步下降。近日因考试而有所加重，并感觉腰膝酸软；当拿到考试卷，因紧张而出现持续 10 分钟的滑精，顿时精神恍惚，全身无力瘫于椅子上。经诊治，即针刺神门、三阴交、太溪，行补法，进针 15 分钟后滑精停止。二诊：睡眠稍好转，但仍有少量滑精，四肢畏寒，灸关元、命门，并配合针刺神门、肾俞、三阴交、太溪。经此法治疗 7 次后诸症消失，记忆力较前增强。

不育症

夫妻同居 2 年以上，有规律的性生活，女方身体健康而未避孕，因男性原因而引起不育者，称为男性不育症。现代医学的性功能障碍、死精症、无精症、少精症、精液不液化及男性高催乳素血症，均可参照本病治疗。

男性不育多以肾亏为主，导致肾亏的原因有先天肾气不足、房劳过度、情绪因素、外感邪气、饮食不当、劳倦体虚、外伤损害、痰湿内阻等。根据其临床表现，可分为肾气不足、肾精亏虚、肾阴阳两虚三型。

肾气不足

症状

表现为性欲冷淡，或伴阳痿，性交时精液量少、精液清稀或无精液射出，平时怕冷四肢凉，面色白，精神不振，困倦乏力，头晕目眩，腰膝酸软，小便清长，舌色淡，舌体胖大。

治法

【选穴】肾俞、命门、神阙、足三里。

【定位】

肾俞：在腰部，第 2 腰椎棘突下，两侧旁开 1.5 寸。

命门：在腰部，后正中线上，第 2 腰椎棘突下凹陷处。

神阙：在腹部，肚脐凹陷处。

足三里：在小腿前外侧，犊鼻下 3 寸，距胫骨前缘约 1 横指。

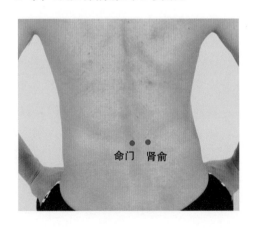

命门　肾俞

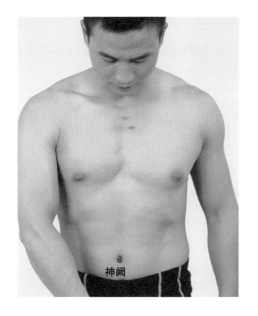

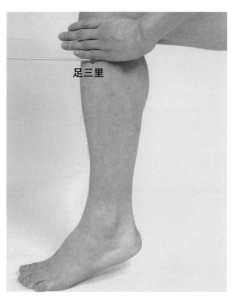

———————————— **操作方法** ————————————

　　艾条温和灸，每穴 15 分钟，每日 1 次，10 次为 1 个疗程。或神阙艾炷隔盐灸，用食盐填埋脐窝，再覆盖 2 毫米厚的生姜片，上置艾炷施灸，每次 15～30 壮。其他穴艾炷隔姜灸，将生姜切成 2 毫米厚的生姜片，然后在生姜片上扎出 10 个以上分布均匀的小孔，上置如黄豆大小艾炷施灸，每穴 30 壮以上，每日或隔日 1 次，10 次为 1 个疗程，需耐心长期坚持施灸。

肾精亏虚

症状

　　表现为射精量少或无精，或见阴茎勃起但不能射精，平时自觉头晕目眩，耳鸣烦热，形体瘦而神疲乏力，失眠，舌红口干。

治法

　　【选穴】太溪、三阴交、照海、志室。

　　【定位】

　　太溪：在足内侧，内踝后方，内踝尖与跟腱的凹陷处。

三阴交：在小腿内侧，足内踝尖上3寸，胫骨内侧后方。

照海：在踝部，内踝顶点正下缘凹陷处。

志室：在腰部，第2腰椎棘突下，旁开3寸。

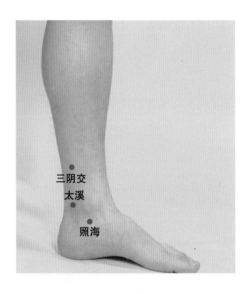

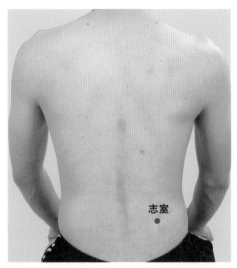

———————— 操作方法 ————————

艾条温和灸，每穴10分钟，以局部穴位红晕温热为度，每日1次，10次为1个疗程，需耐心长期坚持施灸。

肾阴阳两虚

 症状

表现为性欲低下，或伴有阳痿、遗精，偶有房事，精液稀少，严重者无精。平时气虚无力，怕冷，小腹尤甚，自汗盗汗，失眠多梦。

治法

【选穴】关元、中极、太溪、三阴交。

【定位】

关元：在腹部，前正中线上，脐

下 3 寸。

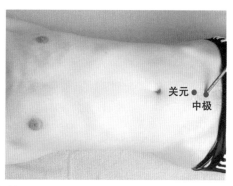

中极：在腹部，前正中线上，脐下 4 寸。

太溪：在足内侧，内踝尖与跟腱的凹陷处。

三阴交：在小腿内侧，足内踝尖上 3 寸，胫骨内侧后方。

关元 ●
中极

———— 操作方法 ————

关元、中极艾炷隔姜灸，将生姜切成 2 毫米厚的生姜片，然后在生姜片上扎出 10 个以上分布均匀的小孔，上置如黄豆大小艾炷施灸，每穴 30 壮以上，每日或隔日 1 次；太溪、三阴交艾条温和灸，每穴 15 分钟，以局部穴位红晕温热为度，每日 1 次，10 次为 1 个疗程，需耐心长期坚持施灸。

注意事项

（1）施灸期间保持充足睡眠，避免过度运动，禁房事。

（2）饮食合理搭配，保持每日摄入足量的肉蛋食品，忌食酸辣等刺激性及煎炸食物。

（3）可配合针刺与中药调理。

（4）须注意个人卫生，避免尿路感染。

病例

薛某，男，29 岁。婚后 4 年未育。精液检查：精子总数 0.51 亿，活力 50%。治疗：针刺关元、中极，使针感向下放射，又刺太溪、照海，平补平泻手法，得气留针，并温针灸 2 ～ 3 壮。针后再取会阴穴，艾条温灸与按摩交替进行约 30 分钟。隔日 1 次，治疗 20 次，休息 6 日。复查：精子总数上升 0.55 亿，精子活力提高为 70%，后又治疗 10 次，1 年后得 1 子。

不孕症

不孕症有两种：一种是指女子婚后，配偶生殖功能正常，夫妇同居3年以上未避孕而未怀孕，为原发性不孕；另一种是曾经生育过，其后未避孕又间隔3年以上未再受孕者，称为继发性不孕。

导致不孕症的原因极为复杂，主要有三个原因：一为因病不孕，如盆腔炎、带下、月经不调等；二为因虚不孕，主要表现为先天不足，体质虚寒，子宫清冷，且易受寒、湿邪内侵，导致寒湿内蕴，久而化痰，阻滞胞宫；三为生理缺陷所致不能受孕。

由卵巢功能及卵子生成障碍，造成阻碍精子、卵子结合或妨碍受精卵着床所引起的不孕，可按以下灸法治疗；但由先天生殖器官畸形所致不孕者，不在本节讨论范围。

肾精亏虚

症状

多年不孕，经期尚可，量少色淡，面色灰白，形体消瘦，舌质淡红，脉象沉细。

治法

【选穴】子宫、关元、命门、肾俞、三阴交。

【定位】

子宫：在下腹部，脐下4寸，两侧旁开3寸。

关元：在腹部，前正中线上，脐下3寸。

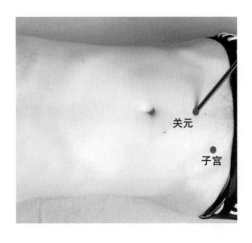

关元
子宫

命门：在腰部，后正中线上，第2腰椎棘突下凹陷处。

肾俞：在腰部，第2腰椎棘突下，两侧旁开1.5寸。

三阴交：在小腿内侧，足内踝尖上3寸，胫骨内侧后方。

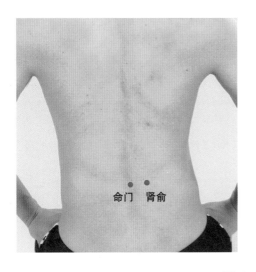
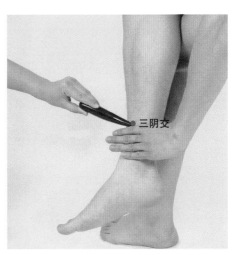

———————————— 操作方法 ————————————

艾炷无瘢痕灸，用黄豆大艾炷，每穴10壮，灸至局部灼热红晕，每日1次，10次为1个疗程。施灸最好在经期后开始至排卵期末结束。

痰血瘀阻

 症状

多年不孕，经行腹痛，为胀痛或刺痛，量少色黯，严重时有瘀血块排出，属于气滞血瘀的表现；若患者形体偏胖，带下量多，面色白，伴有心悸、胸闷时呕者，属于痰浊瘀阻胞宫。

治法

【选穴】丰隆、中极、合谷、太冲、三阴交。

【定位】

丰隆：在小腿前外侧，外踝尖向上8寸，距胫骨前缘2横指。

中极：在腹部，前正中线上，脐下4寸。

合谷: 在手背, 第 1、第 2 掌骨间, 第 2 掌骨桡侧的中点处。

太冲: 在足背侧, 第 1、第 2 跖骨间隙的后方凹陷处。

三阴交: 在小腿内侧, 足内踝尖上 3 寸, 胫骨内侧后方。

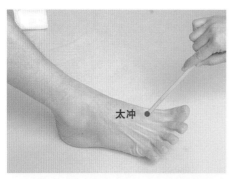

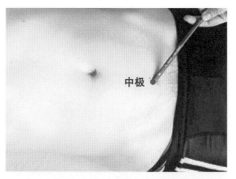

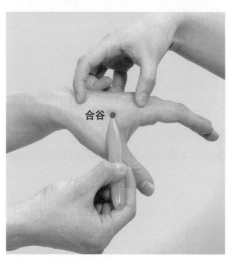

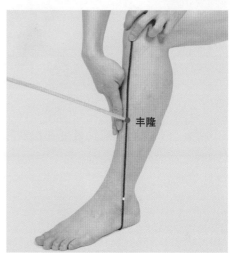

—— 操作方法 ——

艾炷无瘢痕灸, 中极、太冲为主穴, 每穴 5～7 壮, 灸至局部灼热潮红, 每日 1 次, 10 次为 1 个疗程, 连续施灸 3 个疗程以上。

对症治疗

女性不孕症常伴有行经腹痛、带下量多等症状，临床可以根据伴随症状加用以下方法。

（1）行经腹痛加神阙、气海，艾条温和灸，每穴 15 分钟，以局部红晕灼热为度，每日 1 次。

（2）带下量多加带脉、天枢，艾条温和灸，每穴 15 分钟，以局部红晕灼热为度，每日 1 次。

【定位】

神阙：在腹部，肚脐凹陷处。

气海：在腹部，前正中线上，脐下 1.5 寸。

带脉：在侧腹部，第 11 肋骨游离缘（前端）直下，与肚脐水平线交点处。

天枢：在腹部，肚脐两侧旁开 2 寸。

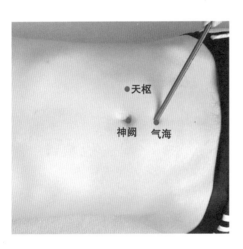

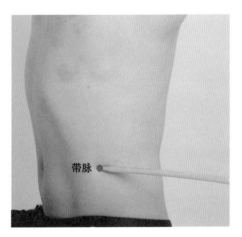

注意事项

（1）配合针刺治疗，可增强疗效。

（2）保持个人卫生，防止感染，若有生殖系统炎症，应及时积极治疗。

（3）保证充足睡眠，忌烟酒，受孕前夫妻双方应调整身体处于最佳状态。

病例

王某，女，29岁。自述：结婚4年，身体较健康，但未孕，无痛经病史，特来就诊，要求针灸治疗。询问其爱人身体很健康，曾做过精子检查，结果显示正常。即取三阴交、石关穴，以轻刺重灸，留针30分钟，隔日施治1次，并嘱患者每晚临睡前自灸关元、胞门、子户，灸至皮肤灼热充血起红晕为度。共计10次，自灸1个月，于当年5月患者怀孕。

第六章

艾灸治疗
皮肤科疾病

荨麻疹

荨麻疹又称"风疹块",是一种常见的过敏性皮肤病。临床表现为:皮肤出现红色或白色风团块,大小不一,扁平凸起,时隐时现,奇痒难忍,灼热,抓搔后增大增多,融合成不规则形状。此病常可持续数小时或数十小时,消退后不留痕迹。急性发作者数小时至数天可痊愈,慢性患者可反复发作数月甚至数年。现代医学认为,食物、接触化学物质、粉尘、蚊虫叮咬、日光暴晒、寒风刺激或精神紧张等诸多因素,皆可引发此病。一般分为风热、血虚两型。

风 热

症状

发病急,风团色红,灼热剧痒;兼见发热、恶寒、咽喉肿痛、心烦口渴、胸闷腹痛、恶心欲吐,舌淡红,苔薄黄,脉浮数。

治法

【选穴】曲池、大椎、风门、身柱、血海。

【定位】

曲池:屈肘,肘横纹外侧端凹陷中。

大椎:在后正中线上,第7颈椎棘突下凹陷中。

风门:在背部,第2胸椎棘突下,旁开1.5寸。

身柱:在背部,后正中线上第3胸椎棘突下凹陷处。

血海:在大腿内侧,髌底内侧端上2寸,股内侧肌隆起处。

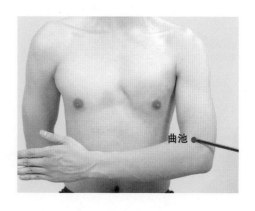

曲池

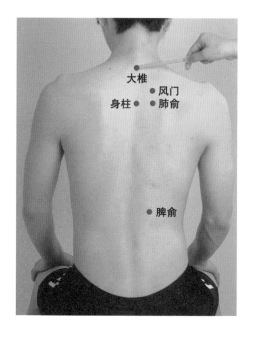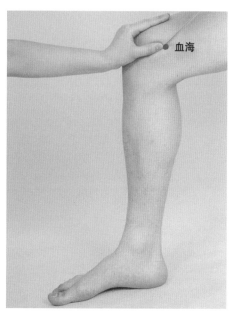

—————— 操作方法 ——————

　　艾条雀啄灸，每穴 10 ~ 15 分钟，以穴位红晕灼热为度，每日 1 次，10 次为 1 个疗程，荨麻疹消退，全身皮肤恢复正常，恶寒发热消失后巩固 1 ~ 2 次。

血 虚

症状

　　皮疹反复发作，迁延日久，午后或夜间加剧，神疲乏力，不思饮食，睡眠差，口干不思饮，手足心热，舌淡，苔薄白，脉虚缓。

治法

【选穴】

足三里、脾俞、肺俞、中脘。

【定位】

足三里：小腿前外侧，犊鼻下 3 寸，距胫骨前缘约 1 横指。

脾俞：在背部，第 11 胸椎棘突下，两侧旁开 1.5 寸。

肺俞：在背部，第 3 胸椎棘突下，旁开 1.5 寸。

中脘：在腹部，前正中线上，脐上 4 寸处。

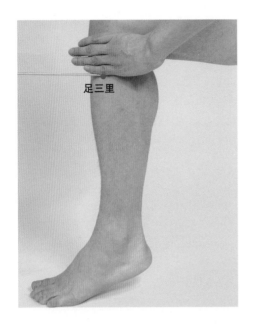

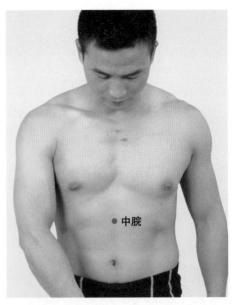

———— 操作方法 ————

　　艾条温和灸，每穴 15 分钟，以穴位红晕温热为度，每日 1 次，10 次为 1
个疗程，荨麻疹消退，全身皮肤恢复正常后巩固 1 ~ 2 次。

对症治疗

　　荨麻疹常伴有风寒感冒症状，可加风池、百会，艾条温和灸，每穴 15 分钟，以穴位红晕灼热为度，每日 1 次。

【定位】

　　风池：在项部，枕骨下缘，胸锁乳突肌与斜方肌之间的凹陷处。

　　百会：在头顶部，正中线上，两耳尖连线中点，或前发际正中直上 5 寸。

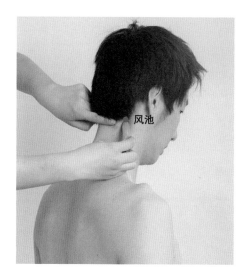 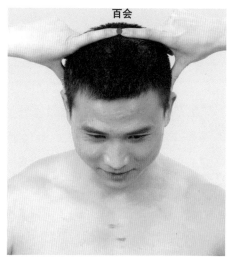

注意事项

（1）施灸期间避免感受风寒，注意保暖。

（2）饮食尽量清淡，忌食酸辣等刺激性及煎炸食物。

（3）保持心情愉悦，避免精神紧张。

（4）注意休息，避免过度劳累。

病例

刘某，女，30岁。3小时前双下肢突发数个小风团，奇痒，用手抓后，痒感更甚，风团逐渐变大、增多，瘙痒的范围也迅速扩大。检查：双下肢及背、胸等部位有散在大小不等、形状不一的疹块，高于皮肤，表面发红，有的已经融合成片，诊断为急性荨麻疹。遂针刺双侧曲池、血海。针刺得气后患者即觉奇痒减轻，10分钟后疹块开始退色，变白变平，由中央向四周扩散，逐渐形成红环，最后完全消退。12小时后，上述症状又一次出现，重复上述治疗，20分钟后症状完全消失。随访2周未再复发。

湿疹

湿疹是一种常见的炎症性皮肤病，好发于四肢、面、肛门、阴囊等处。本病常因接触过敏源而引发，如化学粉尘、丝毛织物、油漆、药物等。此外，强烈日晒、风寒、潮湿等也会引发。湿疹在临床上有急性和慢性之分。急性期可出现皮肤潮红、皮疹、水疱、脓疱，有渗出、结痂和瘙痒；慢性期可出现鳞屑、苔藓等皮损，皮疹有渗出和融合倾向。一年四季皆可发病。一般分为脾虚、血风、湿热三型。

脾 虚

症状

皮损黯淡不红，湿疹隐在皮肤内，只有搔抓才见渗水，后期干燥脱屑；多见面色差，食欲不振，大便次数多且质地清稀，或有腹胀等脾胃症状，舌淡，苔薄白腻，脉细滑。

治法

【选穴】阿是穴、脾俞、阴陵泉、足三里。

【定位】

阿是穴： 湿疹发生的部位。

脾俞： 在背部，第11胸椎棘突下，两侧旁开1.5寸。

阴陵泉： 在小腿内侧，胫骨内侧髁后下方凹陷处。

足三里： 小腿前外侧，犊鼻下3寸，距胫骨前缘约1横指。

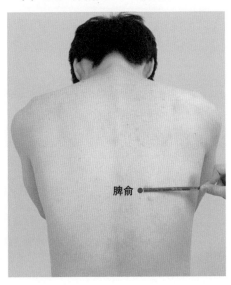

脾俞

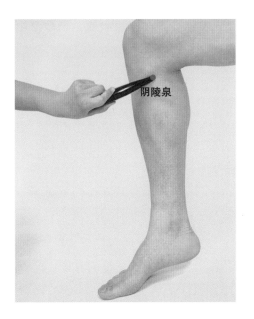

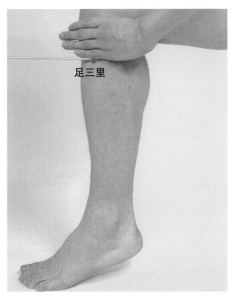

———— 操作方法 ————

　　阿是穴可用小艾炷在湿疹周围边缘围灸，湿疹范围大者可于中心灸 3～5 壮，其他穴可艾条温和灸，每穴 15 分钟，以穴位红晕灼热为度，每日 1～2 次，灸至湿疹完全消失为止。

血　风

　　皮损以红丘疹为主，搔破出血，渗水不多，剧烈搔痒可见抓痕累累，尤以夜间为主，舌淡黯，苔薄白，脉浮滑。

治法

　　【选穴】阿是穴、膈俞、血海、三阴交。

　　【定位】

　　阿是穴：湿疹发生的部位。

　　膈俞：在背部，第 7 胸椎棘突下，两侧旁开 1.5 寸。

血海：在大腿内侧，髌底内侧端上 2 寸，股内侧肌隆起处。

三阴交：在小腿内侧，足内踝尖上 3 寸，胫骨内侧后方。

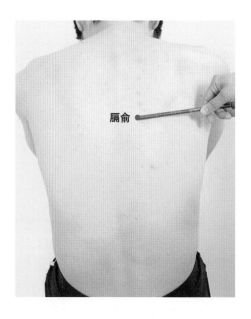

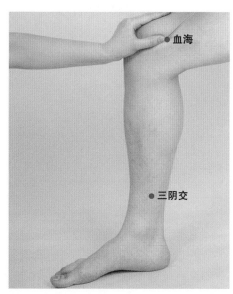

———————— **操作方法** ————————

阿是穴可用小艾炷在湿疹周围边缘围灸，湿疹范围大者可于中心灸 3 ～ 5 壮，其他穴可艾条温和灸，每穴 15 分钟，以穴位红晕灼热为度，每日 1 ～ 2 次，灸至湿疹完全消失为止。

湿　热

发病迅速，皮肤灼热红肿，或见大片红斑、丘疹，渗水多，甚至黄水淋漓，质黏而有腥味，结痂后如松脂，可因搔抓太甚而皮肤剥脱一层，大便偏干，小便黄，舌红，苔黄腻，脉滑数。

【选穴】阿是穴、曲池、肺俞、大椎。

【定位】

阿是穴：湿疹发生的部位。

曲池：屈肘，肘的横纹外侧端凹陷中。

肺俞：在背部，第 3 胸椎棘突下，旁开 1.5 寸。

大椎：在后正中线上，第 7 颈椎棘突下凹陷中。

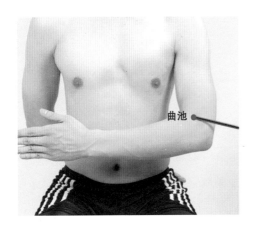

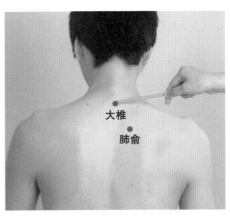

———— 操作方法 ————

阿是穴可用小艾炷在湿疹周围边缘围灸，湿疹范围大者可于中心灸 3 ～ 5 壮，其他穴可用艾条温和灸，每穴 15 分钟，以穴位红晕灼热为度，每日 1 ～ 2 次，灸至湿疹完全消失为止。

对症治疗

湿疹常伴有瘙痒难眠症状可加神门、郄门，艾条温和灸，每穴 15 分钟，灸至穴位红晕灼热为度，每日 1 次，瘙痒消除，睡眠好转为止。

【定位】

神门：在腕部，腕掌侧横纹尺侧端，尺侧腕屈肌的桡侧凹陷处。

郄门：在前臂掌侧，在腕横纹上 5 寸。

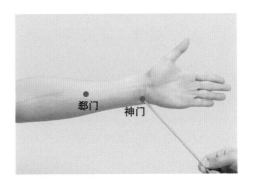

注意事项

（1）注意保护局部患处，避免接触污染物，以免再次感染。

（2）饮食尽量清淡，忌食鱼、虾、蟹等荤腥发物，以及酸辣等刺激性食物及煎炸食物。

（3）注意保暖，避免受凉感冒。

病例

　　江某，男，20岁。1年前皮肤瘙痒，初见右小腿处皮肤红色斑疹，继之糜烂，有渗出液，当时未加治疗，此后慢慢出现皮肤增厚，纹理加深，边缘清楚，可结痂，呈苔藓样，迁延不愈。诊断为慢性湿疹。予灯火灸治疗，每天1次，5次后局部皮肤苔藓焦灼脱落，再过半个月后加灸5次，局部皮肤再次结痂脱落，生长出新皮如常，经半年观察未见复发。

牛皮癣

　　牛皮癣是以阵发性皮肤瘙痒和肥厚呈苔藓样变为特征的慢性皮肤病，多见于成年人。皮损多是圆形或成多角形的扁平丘疹融合成片，皮损处皮肤增厚发生苔藓样变，如牛颈之皮，厚而坚硬，故又称"顽癣""摄领疮"，相当于西医的"神经性皮炎"，但与西医的银屑病不同。根据临床表现的不同可分为风湿热和血虚风燥两型。

风湿热

症状

　　皮损处潮红、糜烂、湿润和结痂，剧痒时作，夜间尤甚。

治法

　　【选穴】阿是穴、风池、血海、膈俞、三阴交。

　　【定位】

　　阿是穴：即患处。

　　风池：在项部，枕骨下缘，胸锁乳突肌与斜方肌之间的凹陷处。

　　血海：在大腿内侧，髌底内侧端上2寸，股内侧肌隆起处。

　　膈俞：在背部，第7胸椎棘突下，旁开1.5寸。

　　三阴交：在小腿内侧，足内踝尖上3寸，胫骨内侧后方。

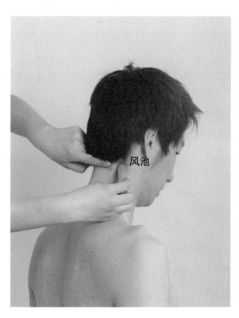

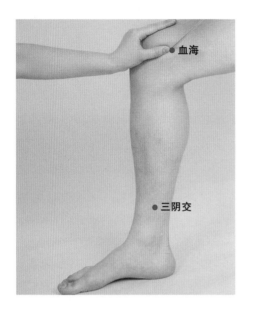
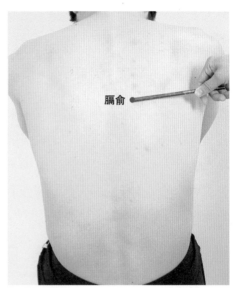

血海

三阴交

膈俞

──────── 操作方法 ────────

　　艾炷(火柴头大小)灸,将蒜头压榨取汁涂于皮癣局部,每炷间隔1.5厘米,燃尽后扫去艾灰,怕痛者可于艾炷燃尽前有灼热感时将艾炷扑灭,每周3次,至皮损正常后停灸,灸点表皮色变焦黄,结痂后2～3日可脱落,灸点化脓可局部处理,一般不留瘢痕。或用艾条温和灸,主要在患处施灸,每穴15分钟,以穴位红晕灼热为度,每日1次,10次为1个疗程,应长期保健施灸。

血虚风燥

 症状

　　病程长,皮损色淡或灰白局部干燥、肥厚、脱屑,状如枯木。

 治法

　　【选穴】阿是穴、血海、膈俞、足三里。

【定位】

阿是穴：即患处。

血海：在大腿内侧，髌底内侧端上 2 寸，股内侧肌隆起处。

膈俞：在背部，第 7 胸椎棘突下，旁开 1.5 寸。

足三里：在小腿前外侧，犊鼻下 3 寸，距胫骨前缘约 1 横指。

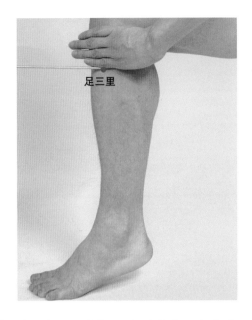

足三里

———— 操作方法 ————

艾炷（火柴头大小）灸，将蒜头压榨取汁涂于皮癣局部，每炷间隔 1.5 厘米，燃尽后扫去艾灰，怕痛者可于艾炷燃尽前有灼热感时将艾炷扑灭，每周 3 次，至皮损正常后停灸，灸点表皮色变焦黄，结痂壳后 2～3 日可脱落，灸点化脓可局部处理，一般不留瘢痕。或用艾条温和灸，主要在患处施灸，每穴 15 分钟，以穴位红晕灼热为度，每日 1 次，10 次为 1 个疗程，应长期保健施灸。

对症治疗

牛皮癣常伴有瘙痒难眠症状，可加神门、照海，艾条温和灸，每穴 15 分钟，灸至穴位红晕温热为度，每日 1 次。

【定位】

神门：仰掌，在腕部腕掌侧横纹尺侧端，尺侧腕屈肌的桡侧凹陷处。

照海：在踝部，内踝顶点下缘凹陷处。

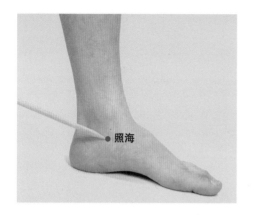

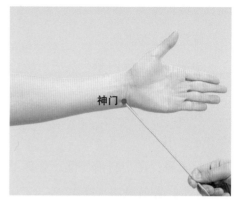

注意事项

（1）注意保护灸疮，避免抓挠患处，避免受污染。

（2）饮食尽量清淡，忌食酸辣等刺激性及煎炸食物。

（3）可配合中药外洗治疗，效果较好。

病例

段某，男，45 岁。罹患牛皮癣（左项肩、背遍布）十余年，多方求治，均无疗效。取其皮损周围共 10 穴，每穴直灸 10 壮，一次直灸百壮，3 天 1 次，经 1 个月灸治而愈，取其直灸逐湿毒生新肌之功。

冻 伤

冻伤是指人体因体虚、劳倦、静坐少动或袜子过紧，遭受低温寒湿之邪侵袭而引起的全身或局部损伤。

临床表现为受冻部位皮肤苍白、红肿，或出现水疱、血疱，继之破裂等症状，根据临床表现可分为轻症和重症。

轻 症

 症状

受冻部位皮肤苍白，继之红肿，出现大小不等的水疱，溃后流稀薄液体，结痂愈合，或糜烂久不收口，遇热瘙痒，或剧烈疼痛，愈后常次年又复发，一般不留瘢痕。

 治法

【选穴】阿是穴

【定位】

阿是穴：即冻伤部位。

――― 操作方法 ―――

艾条温和灸，每穴 15 分钟，以穴位红晕温热为度，每日 2 次，可灸至症状消失为止。

重 症

 症状

皮肤灰黯苍白，出现大量血疱，损伤肌骨，肢体失去感觉或遇热剧烈疼痛。步行艰难，嗜睡，甚则不省人事，若皮肤青黑，则常易坏死化脓，疮口难愈，或断肤截骨。

 治法

【选穴】阿是穴、神阙、关元、百会、命门。

【定位】

阿是穴：即冻伤部位。

神阙：在腹部，肚脐凹陷处。

关元：在腹部，前正中线上，脐下 3 寸。

百会：在头顶部，正中线上，两耳尖连线中点，或前发际正中直上5 寸。

命门：在腰背部，后正中线上，第 2 腰椎棘突下凹陷处。

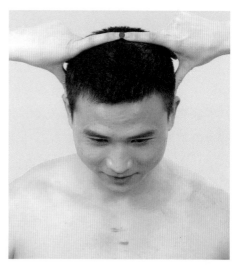

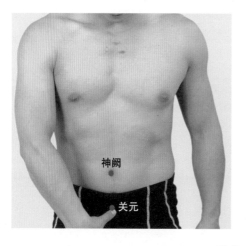

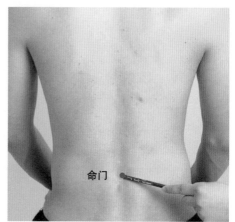

———— 操作方法 ————

　　神阙艾炷隔盐灸，用食盐填埋脐窝，上置艾炷施灸，可灸至患者苏醒为止，余穴可艾条温和灸，每穴 20 分钟，以穴位红晕温热为度，每日 2 次灸至症状消失为止。

对症治疗

　　冻伤可发生于身体各个部位，临床可以根据伴随症状加用以下方法。

　　（1）上肢冻伤加后溪、外关、曲池，艾条温和灸，每穴 15 分钟，以穴位红晕温热为度，每日3次。

（2）下肢冻伤加昆仑、足三里、阳陵泉，艾条温和灸，每穴15分钟，以穴位红晕温热为度，每日3次。

（3）面部冻伤加印堂、合谷，艾条温和灸，每穴15分钟，以穴位红晕温热为度，每日3次。

【定位】

后溪：在手掌边缘，小指同侧，当握拳时手掌边缘隆起的尖端处。

外关：在前臂背侧，腕背横纹上2寸，两骨之间凹陷处。

曲池：屈肘，肘的横纹外侧端凹陷中。

昆仑：在踝关节外侧后方，跟腱与外踝尖之间的凹陷处。

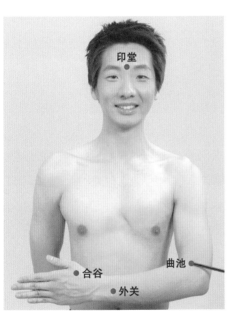

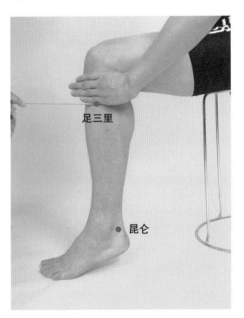

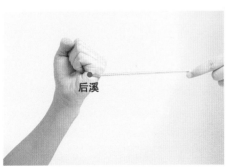

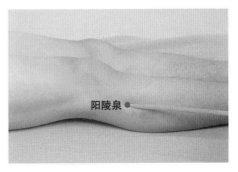

足三里： 在小腿前外侧，犊鼻下3寸，距胫骨前缘约1横指。

阳陵泉： 在小腿外侧腓骨小头稍前凹陷中。

印堂： 在两眉头连线的中点处。

合谷： 在手背，第1、第2掌骨间，第2掌骨桡侧的中点处。

注意事项

（1）施灸时应闭户关窗，避免患者再感受风寒。

（2）严重冻伤者，应及时送往医院救治，若不能及时送往，应及时采取一切方式先让患者体温回升，如烤火、热毛巾外敷等。

（3）可让患者服用姜糖水等辛温补充体力的饮品。

病例

何某，男，45岁，线路工。患者在野外作业时，被人发现冻僵在电线杆上，救下后送进医院。症见：四肢厥冷，皮肤呈黯红褐色，呼吸微弱，胸前尚温，口唇苍白，张口困难，舌淡白，脉细弱无力。诊断：冻伤。治宜温经散寒，养血通脉。取肝俞、膈俞、大包、内关、足三里，交换以艾灸，约20分钟后，患者清醒，四肢麻木，鼻流清涕，持续再灸30分钟，麻、痛、发凉感觉消失，四肢渐温如常，送入病房，经调治1个月后出院。